Shounak Banerjee

Biomateriais em Ortodontia

Shounak Banerjee

Biomateriais em Ortodontia

ScienciaScripts

Imprint

Any brand names and product names mentioned in this book are subject to trademark, brand or patent protection and are trademarks or registered trademarks of their respective holders. The use of brand names, product names, common names, trade names, product descriptions etc. even without a particular marking in this work is in no way to be construed to mean that such names may be regarded as unrestricted in respect of trademark and brand protection legislation and could thus be used by anyone.

Cover image: www.ingimage.com

This book is a translation from the original published under ISBN 978-620-8-11924-9.

Publisher:
Sciencia Scripts
is a trademark of
Dodo Books Indian Ocean Ltd. and OmniScriptum S.R.L publishing group

120 High Road, East Finchley, London, N2 9ED, United Kingdom
Str. Armeneasca 28/1, office 1, Chisinau MD-2012, Republic of Moldova, Europe
Printed at: see last page
ISBN: 978-620-8-24239-8

Índice

Introdução

A ortodontia, à semelhança de outros campos da medicina dentária, está em constante necessidade de investigação e melhoria dos biomateriais utilizados. De facto, o campo dos materiais ortodônticos expandiu-se muito nas últimas décadas com o fabrico de novos materiais para fios, novos materiais e sistemas de brackets, bem como com a introdução dos alinhadores transparentes. Este tópico centrar-se-á nos materiais utilizados para o fabrico de brackets ortodônticos, fios e alinhadores transparentes. Os biomateriais utilizados na cavidade oral devem possuir determinadas qualidades. Devem ser não tóxicos, possuir uma resistência razoável, estabilidade hidrolítica, elevada pureza e esterilizabilidade. Devem também possuir uma qualidade reprodutível e ser resistentes à oxidação e à corrosão. Alguns dos biomateriais utilizados por um ortodontista são brackets, fios de arco, bandas, elásticos, adesivos e condicionadores, cimentos, materiais de impressão e microimplantes.

Os materiais utilizados num consultório de ortodontia para aplicar forças para mover os dentes incluem anéis de arcos, molas helicoidais, elásticos de látex e elastómeros sintéticos. A dermatite devida ao contacto com o níquel foi relatada pela primeira vez no final do século XIX entre os trabalhadores da indústria de niquelagem e foi reconhecida como uma resposta alérgica em 1925. Após uma breve discussão sobre a biologia da reação, explicaremos os sinais, sintomas e diagnóstico da doença. Em seguida, discutiremos as opções de tratamento com aparelhos ortodônticos para pacientes com alergia ao níquel. Desde o início do tratamento ortodôntico com aparelho fixo, os braquetes eram tradicionalmente soldados a bandas de ouro ou aço inoxidável. A banda envolvia o dente circunferencialmente, exigindo a criação de espaço interproximal para acomodar a largura do material da banda. Este processo de separação, que foi realizado inicialmente através da colocação de fios e mais tarde de elastómeros, era moroso para o ortodontista e desconfortável para o paciente. Ao final do tratamento, esses espaços interproximais tinham que ser tratados novamente. Além disso, os aparelhos com bandas frequentemente causavam traumas gengivais quando colocados, e a descalcificação sob as bandas às vezes ocorria durante o tratamento. Portanto, a solução óbvia para esses problemas era o clínico fixar os braquetes diretamente no esmalte do dente, eliminando assim a necessidade de bandas.

O advento dos compósitos à base de resina não só revolucionou o campo da medicina dentária, como também a prática ortodôntica. Com os compósitos ortodônticos (doravante referidos como adesivos ortodônticos, devido à nomenclatura existente na disciplina), os clínicos podiam colar os brackets diretamente à superfície do dente, em vez de dependerem de uma banda à volta de toda a circunferência da coroa. No entanto, esta nova e precária posição do bracket na superfície facial veio com os seus próprios problemas. O braquete precisava ser capaz de suportar as forças incorridas durante o tratamento ortodôntico. Assim, a propensão dos braquetes para "quebrar", ou seja, perder a sua ligação ao dente e/ou à base do braquete, é de particular relevância para a prática ortodôntica. Clinicamente, os brackets ortodônticos colados estão sujeitos a cargas mastigatórias, bem como a forças transferidas pelo fio que está a ser utilizado para reposicionar os dentes. Além disso, o adesivo está sujeito a tensões internas provocadas pela contração durante o processo de polimerização do componente de resina. A contração de polimerização dos compósitos de resina é capaz de gerar níveis de tensão capazes de causar deflexão da cúspide dos dentes restaurados e tem sido associada à falha das ligações adesivas. A polimerização dos adesivos ortodônticos pode afetar a estabilidade da colagem dos braquetes de forma semelhante ou pode causar tensões no esmalte subjacente, mas poucos estudos consideraram a contração de polimerização dos adesivos ortodônticos. Portanto, é importante entender as tensões de contração que podem ocorrer no complexo braquete-adesivo-esmalte, uma vez que essas tensões são adicionais às tensões funcionais já mencionadas, incorridas durante o tratamento ortodôntico, e podem aumentar ainda mais o risco de danos ao esmalte durante a descolagem do braquete. O objetivo deste estudo foi avaliar o quanto os adesivos ortodônticos encolhem durante a polimerização e quanta tensão de encolhimento é potencialmente gerada quando os adesivos são usados para unir um braquete a um dente. A retração pós-gel foi medida para seis adesivos ortodônticos utilizando um método de extensometria. As tensões de retração não dependem apenas da retração, mas também das propriedades mecânicas (principalmente do módulo de elasticidade), de factores geométricos e das condições de carga e de restrição. Assim, foram realizados ensaios de flexão de quatro pontos para determinar as propriedades mecânicas necessárias das colas ortodônticas (módulo de elasticidade e resistência à flexão), enquanto que a análise de elementos finitos foi utilizada para incorporar todos os factores relevantes de material, forma e restrição para o cálculo das tensões. Os adesivos fotopolimerizáveis são usados rotineiramente para colagem em cerca de 50% dos consultórios ortodônticos. A maior vantagem de um sistema adesivo fotopolimerizável é que ele dá ao clínico tempo suficiente para posicionar com precisão o braquete na superfície do esmalte antes de usar a luz para polimerizar o adesivo. No entanto, tem sido recomendado um tempo de polimerização de até 40 segundos por bracket para permitir uma polimerização adequada com uma fonte de luz de halogéneo convencional, resultando numa quantidade considerável de tempo de cadeira se uma ou ambas as arcadas forem coladas. Os esforços para reduzir o tempo de polimerização levaram à introdução de novas fontes de luz: o laser de árgon demonstrou atingir uma força de ligação comparável com 10 segundos de tempo de polimerização. As luzes de cura por arco de plasma emitem bandas de frequência contínua, que são muito mais estreitas do que as das luzes de halogéneo convencionais.

Atualmente, os biomateriais metálicos são amplamente utilizados em consultórios dentários em todo o mundo. Os metais e as ligas metálicas oferecem propriedades físicas únicas, tais como uma excelente condutividade eléctrica e térmica, e propriedades mecânicas extraordinárias. Alguns metais podem ser utilizados como substitutos passivos de tecidos duros (implantes dentários) e auxiliares de cicatrização de fracturas (placas e parafusos ósseos) devido às suas propriedades mecânicas excepcionais e resistência à corrosão já mencionadas. Outros desempenham papéis mais activos, como os brackets e fios ortodônticos. Os biomateriais metálicos mais amplamente utilizados são o titânio comercialmente puro e as suas ligas, o aço inoxidável e as ligas de crómio-cobalto.

As irregularidades no alinhamento dos dentes podem causar um sofrimento fundamental aos seres humanos e a outras criaturas. Isto deve-se não só a razões estéticas mas, mais grave ainda, a razões ortopédicas. Mas, mesmo para os adultos, é atualmente possível corrigir o alinhamento através da fixação de acessórios ortodônticos nos dentes desproporcionados. O acessório ortodôntico é fixado ao esmalte do dente por adesivos dentários (resinas compostas). As resinas compostas são materiais dentários clinicamente bem comprovados que foram desenvolvidos no início da década de 1960. A fixação do acessório ortodôntico com adesivos dentários implica o condicionamento do esmalte dentário, normalmente através do condicionamento da superfície do esmalte com ácido fosfórico a 30-50%. A formação dos chamados padrões de condicionamento permite que a cola dentária penetre profundamente na superfície porosa do esmalte. Estes cones de polímero são responsáveis pela adesão retentiva do acessório dentário. Mas o condicionamento da superfície também sacrifica o esmalte dentário saudável e, além disso, doenças dentárias como a cárie secundária e a periodontite podem ser causadas e intensificadas pelos acessórios ortodônticos.

Uma definição amplamente aceite de biocompatibilidade é a capacidade de um material "provocar uma resposta biológica adequada numa determinada aplicação". Esta definição implica uma interação entre o hospedeiro da biocompatibilidade, um material e uma função esperada do material. Os ortodontistas utilizam uma vasta gama de biomateriais que devem ser o menos nocivos possível. Embora os problemas levantados pelos biomateriais ortodônticos sejam semelhantes aos levantados pelos biomateriais dentários, necessitam de uma abordagem diferente. Durante o tratamento ortodôntico, os tecidos são sujeitos ao contacto com aparelhos, que estabelecem uma grande área de contacto com a mucosa oral. Uma reação adversa após o contacto com os aparelhos ortodônticos é a alergia. Os potenciais alergénios em ortodontia que fazem parte dos aparelhos ortodônticos são metais, monómeros, agentes de reticulação, químicos de polimerização, componentes relacionados com o látex e factores diversos. As ligaduras elastoméricas e as cadeias elásticas são poliuretanos. As empresas de materiais ortodônticos têm diferentes abordagens tecnológicas para obter os produtos de poliuretano.

Com as rápidas melhorias tecnológicas em biomateriais, design assistido por computador (CAD) e fabrico (CAM), a terapia com alinhadores transparentes (CAT) surgiu como uma alternativa promissora aos aparelhos fixos convencionais (FAs) em ortodontia. A procura de CAT aumentou significativamente ao longo da última década, presumivelmente devido a estratégias de marketing agressivas por parte das empresas de alinhadores transparentes comerciais que recorrem à publicidade direta ao consumidor, bem como à utilização generalizada de vários canais de comunicação social, gerando assim uma maior sensibilização do público para alternativas de tratamento ortodôntico estético, especialmente para os pacientes adultos.

Revisão da literatura

1. Sebanc J et al[4] concluíram que o torque efetivo fornecido por uma variedade de combinações de braquetes de arco com fio foi medido experimentalmente em termos de ângulo de desvio, por meio de um aparelho medidor de torque, e comparado com valores teóricos calculados a partir das dimensões nominais e medidas do slot do braquete e do fio. A contribuição média do bisel do bordo para o ângulo de desvio medido variou de 0,2" a 12,9" para os vários grupos de braquetes de arame, e a contribuição percentual média de 3 a 63%. A contribuição do bisel de borda para o ângulo de desvio foi maior para os fios de aço inoxidável do que para os fios de níquel-cobalto comercializados como de cantos quadrados. Os maiores ângulos de desvio e contribuições do bisel de borda foram encontrados para os fios de titânio beta.

2. Kusy RP et al[5] foi determinada a rugosidade da superfície de seis produtos representativos de fios ortodônticos. Entre os quatro grupos de ligas que são comumente usados em ortodontia, o aço inoxidável parece ser o mais suave, seguido pelo cobalto cromo, beta titânio e níquel-titaΠium.

3. Asgharnia et al[10] O módulo de elasticidade (E) e a tensão de cedência (YS) obtidos com os dois procedimentos de ensaios mecânicos são apresentados para os fios recebidos e após tratamento térmico a 900 ° F para os fios de aço inoxidável e Elgiloy selecionados. Os valores medidos de E e YS em flexão foram quase invariavelmente mais elevados do que os valores correspondentes obtidos em tração. A única concordância geral entre o módulo de elasticidade em flexão e tensão foi para os fios de aço inoxidável de 0,040 polegadas de diâmetro. Foram também encontrados valores anormalmente elevados de E em flexão para a maioria dos grupos de aço inoxidável e Elgiloy tratados termicamente. As dificuldades com o ensaio de flexão são atribuídas aos efeitos de carga em ambas as extremidades do vão de ensaio e ao desvio da amostra dobrada de um arco circular.

4. Matasa et al[12] os suportes do ano 2000 serão elegantes, mais pequenos, simples e, por conseguinte, demasiado estreitos para proporcionarem uma

rotação suficiente. ¨Serão acessórios de uma¨ peça, com bases embutidas, ranhuras verticais ou braços de força com extremidades esféricas. Serão encontrados novos sistemas autoligáveis, uma vez que a utilização atual de fios de ligadura é inestética e penosa. Os braquetes serão dotados de formas arredondadas, marcas de identificação, linhas de traçado, bem como de caraterísticas de auxílio ao torque, entrada e saída e contra-rotação. As suas bases serão retentivas, não só devido aos macrorrecortes, mas também devido a áreas de superfície maiores, que poderão ser produzidas por tratamentos químicos, proporcionando microrrugosidade e afinidade de acoplamento. O processo de fabrico basear-se-á na sinterização, na moldagem por injeção ou na fundição; o metal utilizado será mais duro em detrimento da resistência à corrosão.

5. Goldberg et al[16] o módulo de elasticidade dos fios ortodônticos de aço inoxidável foi encontrado 20% abaixo da faixa normalmente assumida de 19,3 a 20,0 X 104 MPa (28,0 a 29,0 X 106 psi). O uso desse último valor pode resultar em erros computacionais significativos na mecânica da aplicação ortodôntica. O módulo mais baixo foi atribuído à trefilação a frio severa.

6. Fillmore GM et al[24] resistência à corrosão dos fios de aço inoxidável e de cobalto-crómio da presente posição é prejudicada quando os fios são aquecidos acima de 400°C, sendo o aço inoxidável mais sensível do que o cobalto-crómio. Alguns procedimentos clínicos e tecnológicos envolvem o aquecimento a temperaturas próximas ou acima das faixas críticas. Quando o aquecimento de fios ortodônticos é indicado, a temperatura deve ser mantida a mais baixa possível, e o procedimento de aquecimento deve ser bem controlado para minimizar a corrosão dos aparelhos

7. Urbaniak et al[27] há uma diminuição altamente significativa na força aplicada quando o tamanho do aparelho quad-helix é aumentado, mantendo-se o mesmo diâmetro do fio do arco. Há também um aumento altamente significativo na força aplicada para um aparelho de um determinado tamanho quando o diâmetro do fio é aumentado. No entanto, a força de saída

do aparelho é independente do fato de o aparelho quad-helix ser fabricado com fios de arco Elgiloy azul ou de aço inoxidável. O papel do diâmetro do fio e da liga metálica é consistente com os princípios biomecânicos para segmentos de arcos simples, mas os efeitos do tamanho do aparelho sobre a força exercida são difíceis de descrever devido à complexa configuração do aparelho quad-helix. Os dados in vitro apresentados devem ser de grande utilidade para o tratamento dos pacientes e para a interpretação de futuros estudos clínicos com aparelhos de expansão lenta da maxila.

8. Bradley TG et al[34] a liga não-superelástica Nitinol é inteiramente ou quase inteiramente martensita à temperatura ambiente, e contém pequenas quantidades adicionais de austenita no ambiente oral. Os cinco fios ortodônticos comerciais representativos de NiTi examinados sofrem transformações de fase semelhantes na faixa de temperatura de -170 ° C a 100 ° C. Um pico de transformação martensítica com uma temperatura inicial de cerca de - 50 ° C a - 80 ° C pode existir nessas ligas, mas estava perto do limite de resolução para a técnica DSC empregada.

9. Burstone CJ et al[43] O titânio beta não só oferece uma melhoria nas propriedades dos aparelhos ortodônticos atualmente concebidos, com o seu maior retorno elástico, magnitudes de força reduzidas, boa ductilidade e soldabilidade, mas o seu excelente equilíbrio de propriedades deverá permitir a conceção de futuros aparelhos que proporcionem sistemas de força superiores com uma configuração simplificada.

10. Ijima M et al[52] Os implantes de mini-implantes de titânio puro tinham uma microestrutura monofásica de alfatitânio, enquanto os implantes de mini-implantes de liga de titânio tinham uma microestrutura duplex de alfa-titânio e beta-titânio. Ambos os implantes de mini-implantes de liga de titânio apresentavam valores de binário médio mais elevados no momento da falha do que os 2 implantes de titânio puro

11. Burstone CJ et al[57] concluíram que os fios que são capazes de fornecer toda a gama de forças, desde as mais leves às mais pesadas, que podem envolver totalmente os acessórios e também controlar com precisão a folga entre o

fio e o acessório para as várias aplicações clínicas. Estes fios podem ser simples na sua conceção, os chamados "fios rectos", ou mais complicados na sua configuração, incorporando laços. O conceito de módulo variável dá ao ortodontista mais uma ferramenta na conceção e utilização eficiente dos seus aparelhos.

Relações estrutura/propriedade em ligas ortodônticas

1.1   Ligação metálica e propriedades gerais dos metais

Os materiais com ligação metálica têm electrões de valência que estão fracamente ligados aos átomos, em contraste com os modos iónico e covalente de ligação interatómica que envolvem a transferência ou partilha localizada de electrões de valência entre átomos adjacentes, respetivamente. Como os electrões de valência nos metais se movem com facilidade sob a influência de diferenças de potencial elétrico ou na presença de temperaturas elevadas, os metais são caracterizados por valores elevados de condutividades eléctrica e térmica. Os metais são também materiais cristalinos, com padrões de repetição tridimensionais de longo alcance dos núcleos iónicos (átomos sem os seus electrões de valência) ou estruturas cristalinas, em contraste com as cerâmicas dentárias e os polímeros dentários, que são geralmente não cristalinos, com apenas uma ordem de curto alcance nos seus arranjos atómicos ou moleculares. Consequentemente, formam-se catiões de carga positiva em solução quando um metal é atacado por um ácido. O carácter opaco dos metais também resulta da ligação metálica de uma forma complexa que está para além do âmbito deste livro.

A natureza não localizada da ligação metálica permite que os metais possuam geralmente a propriedade de ductilidade, ou seja, a capacidade de sofrerem deformação permanente quando a força ou tensão aplicada é suficientemente elevada. O principal mecanismo de deformação permanente dos metais é o movimento das deslocações, defeitos lineares no arranjo atómico que se movem em determinados planos interatómicos, denominados planos de deslizamento, porque o movimento da deslocação provoca um desvio (deslizamento) em relação aos planos adjacentes. As deslocações só podem ocorrer em materiais cristalinos, o que explica o carácter frágil das cerâmicas dentárias não cristalinas e dos polímeros dentários. Durante a deformação macroscópica permanente dos metais, são gerados e deslocados na estrutura atómica grandes números de deslocações; o movimento de uma única deslocação através de um plano de deslizamento gera um deslocamento entre planos adjacentes de apenas uma distância interatómica. A facilidade do movimento de deslocação depende da estrutura cristalina do metal, que determina o número de sistemas de deslizamento (combinações de um plano de deslizamento e a direção de deslizamento do movimento de deslocação). A estrutura cúbica de face centrada tem o maior número de sistemas de deslizamento, seguida pelas estruturas cristalinas cúbicas de corpo centrado e hexagonais de empacotamento fechado. A facilidade de movimento de deslocação é muito menor para os metais com outras estruturas cristalinas.

A geminação é outro modo de deformação permanente nos metais e ocorre a uma tensão suficientemente elevada com determinadas estruturas cristalinas em que o movimento de deslocação é mais difícil. A geminação ocorre em planos interatómicos específicos em direcções específicas, dependendo da estrutura cristalina, e os átomos têm uma relação de espelho ao longo do plano de geminação. A geminação é importante para a ductilidade da forma alfa do titânio à temperatura ambiente, que tem uma estrutura cristalina hexagonal de empilhamento fechado. A geminação também fornece o mecanismo para as transformações estruturais clinicamente importantes, bem como para a deformação permanente nas ligas ortodônticas de níquel (Ni)titânio (Ti) [NiTi].

1.2   Conceitos de ligas e fabrico Processos, manipulação e propriedades

Os materiais metálicos utilizados em ortodontia são geralmente ligas com composições complexas e microestruturas que contêm múltiplas fases. As ligas são mais fortes e menos dúcteis do que os componentes de metal puro, porque o movimento de deslocação é mais difícil num arranjo atómico multifásico. O processamento termomecânico de lingotes inicialmente fundidos é utilizado para o fabrico de fios e de brackets em massa.

Isto cria uma microestrutura forjada caraterística na qual os grãos são permanentemente deformados de acordo com a distribuição de tensões utilizada durante o processamento.

Por exemplo, os grãos dos fios ortodônticos são alongados paralelamente à direção do desenho, resultando em anisotropia para as propriedades mecânicas nas direcções paralela e transversal ao eixo do fio. Os fios de secção transversal retangular ou quadrada são fabricados através do enrolamento de fios redondos, utilizando um aparelho "Turk's Head", o que resulta em cantos arredondados que afectam a aplicação do binário.[4] Além disso, devido aos diferentes níveis de aderência às matrizes durante o processo de trefilação, há uma variação substancial na rugosidade para as diferentes ligas de fios ortodônticos,[5] que pode ter significado clínico para o atrito do braquete do fio, como discutido mais tarde na Secção 1.5.5. Como são necessários tratamentos térmicos intermediários próprios durante a trefilação, as microestruturas e as propriedades mecânicas dos fios ortodônticos podem depender das dimensões da secção transversal. A flexão permanente de um fio recebido pelo ortodontista causa o endurecimento da liga, com aumento da resistência, redução da ductilidade e desenvolvimento de tensões internas.

Outro processo importante de fabricação de ligas ortodônticas é a moldagem por injeção de metal (MIM), que tem sido empregada para braquetes[6,7] e tem o benefício econômico da economia de materiais. Nessa técnica, pós metálicos na faixa de tamanho de mícron são misturados com um aglutinante orgânico, injetados em um molde de dimensões apropriadas e sinterizados. Verificou-se que as variações nos parâmetros de processamento MIM produzem diferenças na microdureza e na microestrutura dos braquetes.

1.3 Ligas ortodônticas

Existem quatro ligas ortodônticas principais que são utilizadas atualmente para fios ortodônticos, braquetes e outros aparelhos: aço inoxidável, cobalto (Co)-cromo (Cr), NiTi e beta-titânio. Cada uma dessas ligas tem fatores vantajosos para a seleção clínica, juntamente com algumas preocupações. Por exemplo, a liga de fio ortodôntico ideal deveria fornecer uma força biomecânica relativamente leve e uma ampla faixa elástica (de trabalho) para a movimentação dentária, ser facilmente manipulada sem fratura e unida para formar aparelhos mais complexos, não apresentar preocupações com corrosão in vivo e liberação de íons problemáticos, e ser relativamente barata. Nenhum dos fios ortodônticos metálicos atende a todos esses aspectos desejados, e a seleção clínica racional envolve a consideração de um desempenho equilibrado entre eles para o caso particular. No caso dos braquetes ortodônticos, a liga deve ser capaz de suportar as forças funcionais in vivo durante a movimentação dentária e não apresentar problemas de descolagem após a conclusão do tratamento ativo.

O clínico deve também rever as propriedades dos brackets ortodônticos7-9 antes da seleção clínica.

As composições gerais e as propriedades mecânicas destas ligas são apresentadas no Quadro 1.1. A gama de valores das propriedades mecânicas baseia-se em resultados de ensaios de tração para uma variedade de dimensões de fios.

1.4.1 Aço inoxidável

As ligas de aço inoxidável utilizadas em ortodontia são os aços inoxidáveis austeníticos da série 300 do AISI (American Iron and Steel Institute). Os aços inoxidáveis são ligas de ferro (Fe) que contêm cerca de 12% ou mais de Cr. O Cr forma um óxido superficial fino e aderente (designado por passivação) que confere resistência à corrosão ao bloquear o ataque do metal subjacente. Isto contrasta com o mecanismo de resistência à corrosão das ligas dentárias de ouro e paládio, que é proporcionado pela natureza inerente não reactiva destes metais nobres.

Tabela 1.1 Gama de propriedades mecânicas das principais ligas ortodônticas10

Alloy	General composition	Elastic modulus (GPa)	0.1% yield strength (MPa)
Stainless steel	Fe-Cr-Ni	160-180[a]	960-1500[a]
Cobalt-chromium	Co-Cr-Fe-Ni	150-180[a]	830-1200[a]
Nickel-titanium	Ni-Ti	32-36[a]	200-550[a]
Beta-titanium	Ti-Mo-Sn-Zr	60-68[a]	620-690[a]

Ilustrativo dos produtos atualmente comercializados, Verstrynge et al.[11] estudaram nove fios ortodônticos de aço inoxidável AISI Tipo 304 contendo (wt%) 18 Cr, 8 Ni, 2 Mn (manganês), 1 Si (silício) e 0,08 C (carbono), com o restante Fe. Um décimo fio selecionado para estudo foi fabricado a partir de uma liga de aço inoxidável ASTM tipo F2229-12, praticamente isenta de Ni, que continha 23 Mn, 21 Cr, 1 Mo (molibdénio) e potencialmente até 0,10 Ni.

As ligas de aço inoxidável que têm sido utilizadas para fabricar brackets ortodônticos incluem os tipos AISI 303, 304, 304L (baixo teor de carbono), 316, 316L, 317, 630/17-4 PH (endurecimento por precipitação), 631/17-7 PH e 2205 duplex (microestrutura contendo fases de austenite e ferrite a baixa temperatura).[9,12,13] Esta última liga é designada UNS (United Numbering System) S32205. Eliades et al.[8] investigaram a composição, microestrutura e microdureza Vickers de um suporte de aço inoxidável representativo e descobriram que o material de base parecia ser um aço inoxidável tipo 316, enquanto a composição da asa parecia ser um aço inoxidável UNS S17400 (17-7 PH). Verstrynge et al.[11] observaram que a liga 316L com Mo, que é mais resistente à corrosão por picadas do que a liga do tipo 304, é o aço inoxidável mais utilizado em aplicações médicas.

As ligas de fio de aço inoxidável ortodôntico têm, em grande parte, a disposição dos átomos de Fe em fase gama (g) cúbica centrada na face a temperaturas elevadas, com os elementos principais Cr e Ni na solução sólida de Fe.[14] O leitor deve consultar em[2,3] as disposições atómicas (estruturas cristalinas) dos metais. A estrutura austenítica é metaestável à temperatura ambiente e a temperaturas moderadas a elevadas, e as análises de difração de raios X (XRD) efectuadas por

Khier et al.[15] revelaram que se pode formar alguma fase cúbica de corpo centrado, martensítica, alfa-prime (a0). A ocorrência desta microestrutura de fio duplex nos fios de aço inoxidável austenítico depende do teor de C da liga, bem como das dimensões da secção transversal e do tratamento térmico durante a trefilação. A formação desta estrutura martensítica pode ter significado clínico. Goldberg et al.[1] 6 mostraram que pode haver uma redução substancial no módulo de elasticidade da liga de fios de aço inoxidável.

Os fios de aço inoxidável são os mais baratos, em comparação com as outras ligas ortodônticas, são facilmente manipulados devido à ductilidade inerente à estrutura austenítica e podem ser facilmente unidos por soldagem.[14] A maior preocupação para a seleção clínica dessas ligas é o seu módulo de elasticidade relativamente alto, que produz altos níveis de força biomecânica para a movimentação dentária. Não foram relatadas evidências de problemas de biocompatibilidade dignos de nota nos pacientes devido à libertação de iões de níquel dos fios de aço inoxidável.

No caso dos aparelhos de aço inoxidável, há muito que se sabe que é recomendado algum tratamento térmico para evitar a fratura clínica; um estudo clássico17 referiu que poderia ser utilizado um tratamento térmico entre aproximadamente 400-500 C durante 3-15 min. Howe et al.[1] 8 e subsequentemente Khier et al.[15] investigaram os efeitos dos tratamentos térmicos em fornos de alívio de tensões nas propriedades mecânicas e transformações estruturais em segmentos rectos de fios de aço inoxidável austenítico para uma vasta gama de temperaturas e períodos de tempo.

Mais recentemente, Cuoghi et al.[1] 9, utilizando uma configuração de baixa potência e um curto período de tempo para um aparelho de soldagem ortodôntica, confirmaram a eficácia do tratamento térmico para fios curvos de aço inoxidável.

É necessário ter cuidado ao soldar ou soldar fios de aço inoxidável para o fabrico de aparelhos mais complexos. O aquecimento do aço inoxidável a temperaturas entre cerca de 400 C e 900 C provoca a formação de precipitados de carboneto de Cr nos limites do grão e reduz o nível de Cr a granel abaixo do necessário para a proteção contra a corrosão, o que resulta na suscetibilidade à corrosão intergranular.[14] Os fios ortodônticos de aço inoxidável não devem ser aquecidos acima de 600 C porque ocorrerá amolecimento (degradação da estrutura forjada) com perda das caraterísticas de mola.[20]

1.4.2 Cobalto-crómio

A segunda liga de metal de base introduzida na profissão foi uma liga de CoeCo desenvolvida pela Elgin Watch Company e subsequentemente comercializada como fio Elgiloy pela Rocky Mountain Orthodontics.[21] A composição da liga (em % em peso) é de 40 Co, 20 Cr, 15,8 Fe, 15 Ni, 7 Mo e 2 Mn, com quantidades vestigiais de C e berílio (Be) indicadas no sítio Web do fabricante.[22] A resistência à corrosão é fornecida pelo Cr, que forma um óxido superficial protetor fino da mesma forma que o aço inoxidável.

Os fios Elgiloy são comercializados em quatro têmperas codificadas por cores (carácter de mola): Azul (macio), Amarelo (dúctil), Verde (semirresiliente) e Vermelho (duro). O Elgiloy Blue é particularmente popular, uma vez que pode ser facilmente manipulado para aparelhos clínicos e tratado termicamente com um soldador ortodôntico para melhorar a resiliência. O Elgiloy Y ellow e o Elgiloy Green também podem ser tratados termicamente para melhorar a resiliência. Os tratamentos térmicos conferem a estes três tipos de Elgiloy caraterísticas de mola comparáveis à gama das ligas ortodônticas de aço inoxidável. No entanto, o tratamento térmico não é recomendado para a Elgiloy Red, que tem um carácter de mola muito elevado no estado em que é fornecida.

Estudos clássicos 23-25 examinaram o tratamento térmico de fios de Elgiloy em configurações ortodônticas relevantes. A estrutura metalúrgica do Elgiloy é complexa, e os mecanismos de fortalecimento das tiras metálicas de Elgiloy trabalhadas a frio e as transformações estruturais durante o tratamento térmico foram relatados em pormenor.[26]

O popular fio Elgiloy Blue pode ser facilmente unido por soldadura por resistência eléctrica (ponto) ou por soldadura para fabricar aparelhos clínicos[22] , e é relativamente barato em comparação com as ligas que contêm Ti. Não existem relatos clínicos de problemas de biocompatibilidade devido ao níquel presente na

Elgiloy. Um fator desvantajoso para o fio Elgiloy é o seu módulo de elasticidade relativamente elevado, comparável ao dos fios de aço inoxidável, resultando em forças biomecânicas relativamente elevadas para o movimento dentário.[14]

Os fios ortodônticos de Co-Cr também são oferecidos atualmente por outros fabricantes, mas a literatura ortodôntica sobre as suas propriedades e desempenho clínico é mínima.

Zinelis et al.[7] relataram que um braquete foi fabricado por MIM a partir de uma liga de Co-Cr. Urbaniak et al.[27] discutiram o uso da liga Elgiloy Blue Co-Cr para aparelhos quadrihelix.

1.4.3 Níquel-titânio

A liga de NiTi é utilizada em ortodontia para fios. Andreasen e os seus colegas introduziram a liga na ortodontia, e um fio (agora denominado Nitinol Classic) foi comercializado no final da década de 1970 pela Unitek Corporation (atualmente 3M Unitek). Andreasen e Morrow[28] citam vários estudos anteriores desse grupo. Buehler e os seus colegas investigaram originalmente as ligas de engenharia NiTi na década de 1960[2 9], às quais foi dado o nome Nitinol, correspondente a Ni, Ti e Naval Ordnance Laboratory, o nome, na altura, do local de desenvolvimento da liga. Otsuka e Ren[30] publicaram um artigo de revisão avançado sobre estas ligas.

A liga ortodôntica tem uma composição quase equiatómica de NiTi, correspondendo ao composto intermetálico NiTi (por vezes escrito como TiNi na literatura de engenharia). Estas ligas podem ser ricas em Ni ou em Ti, que contêm diferentes fases intermetálicas secundárias devido à estreita gama de composição do NiTi monofásico.[14] A fase NiTi de alta temperatura é denominada austenite e a disposição atómica tem uma estrutura cristalina cúbica complexa centrada no corpo. A fase de baixa temperatura é denominada martensite e tem uma estrutura cristalina monoclínica.

A transformação de fase entre a austenite e a martensite ocorre de forma reversível e rápida num determinado intervalo de transformação de temperatura (TTR) por geminação à escala atómica. Pode formar-se uma fase intermédia, designada por fase R devido ao seu arranjo atómico romboédrico, durante a transformação direta (aquecimento) de martensite em austenite e a transformação inversa (arrefecimento) de austenite em martensite.

A formação da fase R é favorecida pela presença de deslocamentos e precipitados, e seria esperada nos fios ortodônticos de NiTi trabalhados a frio, quase equiatómicos.[31] As transformações do NiTi têm significados metalúrgicos e clínicos.[14] Quando um fio de NiTi é arrefecido a uma temperatura suficientemente baixa para que esteja totalmente martensítico e depois aquecido, o TTR pode incluir temperaturas para o início (Rs) e fim (Rf) da transformação para a fase R, seguidas de temperaturas para o início da austenite (As) e fim da austenite (Af) da transformação para a austenite. Quando um fio de NiTi é aquecido a uma temperatura suficientemente elevada para que fique totalmente austenítico e depois arrefecido, o TTR pode incluir as temperaturas Rs e Rf para o início e fim da transformação para a fase R, seguidas das temperaturas Ms e Mf para o início e fim da transformação para martensite. A temperatura de acabamento da austenite (Af) no aquecimento tem importância clínica para os fios de NiTi, e a sua medição está incluída na Norma ISO 15841/ADA Especificação No. 32 para fios ortodônticos.

Embora a liga NiTi quase equiatómica possa possuir a propriedade de memória de forma,[29,32] um fio ortodôntico com verdadeira memória de forma à temperatura do ambiente oral não foi introduzido até ao início da década de 1990.[33] Duas classificações para os fios comerciais, que são equivalentes, baseiam-se nas propriedades mecânicas e no comportamento de transformação de fase: (1) não-superelástico, superelástico e com memoria de forma no ambiente oral,[34] e, correspondentemente, (2) convencional (estabilizado em martensite), pseudoelástico (ativo em austenite ao carregar e ativo em martensite ao descarregar) e termoelástico (ativo em martensite ativado pelo calor com memória de forma no ambiente oral).[21] O termo superelástico tem sido adotado na literatura ortodôntica, enquanto o termo utilizado na ciência dos materiais é pseudoelástico. No entanto, a superelasticidade também foi usada num artigo clássico da ciência dos materiais[35] para descrever as transformações martensíticas induzidas por tensão nas ligas Al-

CuNi. Os fios NiTi não superelásticos têm uma estrutura martensítica endurecida por trabalho amplamente estável, e o pico DSC para a transformação em austenite é, consequentemente, muito fraco com uma temperatura Af substancialmente acima da temperatura de boca.[34] Os fios de NiTi superelásticos sofrem uma transformação induzida por tensão de austenite para martensite ao serem carregados e de martensite para austenite ao serem descarregados. Estas transformações resultam em regiões superelásticas (mostradas mais adiante nas Figs. 1.1 e 1.2) de deformação elástica alargada, que aparecem como planaltos horizontais superiores e inferiores no gráfico tensão-deformação de carga/descarga em tração, ou como regiões de força ou momento quase constantes no gráfico carga-descarga em flexão.[36,38] Uma gama de temperaturas de acabamento de austenita foi relatada para os fios superelásticos; austenita substancial deve necessariamente estar presente para que esses fios sofram uma transformação induzida por tensão notável em martensita.

Os fios ortodônticos de NiTi com memória de forma têm a temperatura de acabamento da austenite quando aquecidos (Af) perto ou ligeiramente abaixo da temperatura da boca para transformação na estrutura totalmente austenítica. Estes fios, que têm a estrutura martensítica ou uma mistura de martensite e fase R à temperatura ambiente antes da ativação na boca do paciente, sofrem uma transformação termoelástica com memória de forma para austenite no ambiente oral.

Kayser et al.[39] sugeriram que o platô superelástico só é útil clinicamente quando as deflexões do fio NiTi excedem 1,5 mm. Eles ressaltam que uma decisão racional sobre o uso clínico de fios superelásticos requer uma compreensão das propriedades elásticas dos fios em consideração e enfatizam a importância de os fabricantes fornecerem informações sobre o fornecimento de força para deflexões clinicamente relevantes.

As propriedades dos fios ortodônticos de NiTi dependem das proporções, do carácter e das temperaturas de transformação das fases de NiTi, que dependem do processo de fabrico do fio e da composição da liga.[14] O comportamento superelástico, que pode fornecer até aproximadamente 10% de deformação para cargas de tração,[37] ocorre entre a temperatura Ms para condições de tensão zero e a temperatura Md, que é a temperatura mais elevada à qual se pode formar martensite induzida por tensão.[32] Um exemplo importante de controlo da composição é o Copper Ni-Ti (Ormco), onde três produtos com temperaturas Af de 27 C, 35 C e 40 C são obtidos ajustando as quantidades de cobre (nominalmente 5-6%) e Cr (nominalmente 0,2-0,5%). A adição de Cr compensa o aumento da temperatura Af causado pela incorporação de cobre na composição do fio.[21]

Os fios de NiTi têm um módulo de elasticidade muito mais baixo (logo, uma força muito menor) e uma gama elástica muito mais alargada do que os fios de aço inoxidável e Co-Cr. Estas vantagens importantes são de certa forma compensadas pelas dificuldades de manipulação e união dos fios para a montagem de aparelhos clínicos. Não existem relatos notáveis de problemas de biocompatibilidade clínica resultantes da libertação in vivo de iões de níquel. Os fios de NiTi são muito mais caros do que os fios de aço inoxidável e de Co-Cr, mas este facto pode ser potencialmente compensado pela reciclagem, que parece não causar alterações dignas de nota nas propriedades relevantes para o desempenho clínico.[40]

Miura et al.[37] relataram originalmente que o tratamento térmico apropriado proporcionava o controle da força de entrega para fios NiTi superelásticos. Este grupo relatou posteriormente que o uso de tratamento térmico por resistência eléctrica permitia que a força aplicada fosse variada em diferentes posições ao longo do fio.[41] Este processo foi explorado por um fabricante para introduzir fios de NiTi com torça graduada (BioForce, Dentsply GAC International).

1.4.4 Beta-titânio e outras ligas ricas em titânio

O Beta-Ti foi a próxima liga de metal de base introduzida na ortodontia,[42,43] e um fio comercializado pela Ormco como TMA (Titanium-Molybdenum Alloy). Esta liga beta-Ti original investigada para a ortodontia, que tinha uma composição nominal de 11,3% de Mo, 6,6% de zircónio (Zr), 4,3% de estanho (Sn), e o equilíbrio Ti42 era a liga aeronáutica Beta III Ti.[44] A incorporação do elemento estabilizador da fase beta a temperatura elevada, Mo, produz a estrutura metaestável, cúbica centrada no corpo, beta (b) Ti. Tanto o Zr como o Sn, que são solúveis na fase beta, proporcionam reforço.

Com a expiração da patente original, outros fabricantes introduziram fios ortodônticos de beta-Ti. Outros fios ortodônticos ricos em Ti também têm sido comercializados11 : Ti3Al (alumínio)8V (vanádio)6Cr4Mo4Zr (Beta C Ti),44 Ti-45 Nb (nióbio), e Ti-6Al-4V. Os dois primeiros fios são ligas beta-Ti; o Nb é também um elemento estabilizador beta. O fio Ti-6Al-4V tem uma microestrutura alfa-beta.

A fase a hexagonal de empacotamento fechado é a disposição atómica do Ti a temperaturas mais baixas e o Al é um elemento estabilizador alfa. Verstrynge et al.[11] comunicaram as propriedades mecânicas de nove fios de Ti Beta III e dos três outros fios contendo Ti acima referidos.

Hida et al.[45] relataram o uso de tratamento térmico para modificar as propriedades mecânicas de uma liga de fio beta-Ti e produzir valores próximos aos de outros fios usados para retentores e arcos transpalatais.

Os fios de beta-Ti isentos de Ni são considerados inerentemente biocompatíveis e possuem um módulo de elasticidade (força de entrega) que é intermediário entre os fios de aço inoxidável e Co-Cr e os fios de NiTi. As ligas de beta-Ti possuem alta formabilidade, devido à estrutura cúbica de corpo centrado, e são as únicas ligas de fios ortodônticos com verdadeira soldabilidade, o que facilita a montagem de uma variedade de aparelhos clínicos.[43] Foram relatadas condições apropriadas para a utilização de aparelhos de soldagem ortodôntica.[46,47]

Vários estudos realizados por Iijima e seus colegas sugerem que os fios de beta-Ti unidos por brasagem/soldadura sob uma atmosfera de árgon, soldadura a laser[48,49] ,[50] e soldadura por resistência eléctrica[51] devem ser aceitáveis para utilização clínica. Foi salientada a importância de utilizar eléctrodos mais largos para o contacto com os fios de beta-Ti. Embora os fios de Ti beta tenham inúmeras vantagens para a Ortodontia, uma preocupação prática para a seleção clínica pode ser o seu custo relativamente elevado.

Braquetes ortodônticos de titânio têm sido comercializados, e Zinelis et al.[9] investigaram a estrutura metalográfica e a microdureza de dois produtos. Para um produto, a base parecia ser Ti comercialmente puro (CP) de Grau 2, e as asas pareciam ser uma liga Ti6Al4V. O outro produto parecia ser composto inteiramente de Ti CP de grau 4. Donachie apresenta pormenores sobre as composições e as propriedades mecânicas dos quatro graus de Ti CP.[44]

Os implantes de mini-implantes de titânio tornaram-se importantes para o tratamento ortodôntico. Um estudo verificou que os produtos de implantes comerciais têm microestruturas de titânio alfa-Ti ou duplex alphabeta, tendo os implantes de liga de Ti um binário médio de fratura mais elevado em testes laboratoriais.[52] Foram fabricados implantes experimentais de mini-implantes com excelentes propriedades de torção a partir de Ti33Nb15Ta6Zr, uma liga beta-Ti.[53] Embora tenha havido evidências de ataque de corrosão nos implantes Ti-6Al-4V após uma imersão in vitro em soluções de bochechos com fluoreto de sódio, os investigadores concluíram que a utilização destes bochechos pelos pacientes não deve degradar o desempenho torsional in vivo dos implantes.[54]

1.5 Caracterização de ligas ortodônticas

Uma variedade de métodos laboratoriais tem sido utilizada para avaliar as propriedades das ligas ortodônticas na forma de fios, braquetes e implantes, juntamente com várias técnicas analíticas para determinar as composições das ligas e as estruturas metalúrgicas. Todos esses métodos laboratoriais e técnicas analíticas são denominados, coletivamente, de caraterização em Ciência dos Materiais. Esta secção final apresentará os princípios gerais destes métodos e técnicas, utilizando artigos representativos que ilustram a sua aplicação a fios, brackets e implantes. O ensaio de flexão será o foco da atenção, devido à sua importância central na avaliação das propriedades mecânicas dos fios ortodônticos.

1.5.1 Ensaio de tensão

O ensaio de tração é muito popular para avaliar as propriedades mecânicas das ligas de engenharia, uma vez que pode ser realizado com facilidade utilizando máquinas de ensaio mecânicas servo-hidráulicas e aparafusadas. O ensaio de tração descrito na Norma ISO 15841 e na Especificação n.º 32 da ADA envolve o ensaio de secçõcs rectas de fio sob tensão até à rutura. Embora o teste de tração tenha a vantagem de uma distribuição uniforme de tensões e deformações ao longo da secção transversal do espécime até que ocorra uma deformação permanente substancial, este teste requer pegas especiais e procedimentos experimentais para avaliar com precisão as propriedades mecânicas dos fios ortodônticos,[10] que têm dimensões de secção transversal muito pequenas em comparação com os espécimes muito maiores utilizados para testar materiais de engenharia.

Os gráficos dos testes de tração são normalmente representados como tensão versus deformação, e as curvas de tensão-deformação são independentes da geometria, porque a tensão é a força dividida pela área da secção transversal e a deformação é a alteração no comprimento de um material dividida pelo seu comprimento original. Essencialmente, a tensão e a deformação são normalizadas para as dimensões e, teoricamente, o mesmo material de arame, quando testado em tensão, deve produzir a mesma curva de tensão-deformação, independentemente do tamanho do arame. Na prática, isso pode não ocorrer porque diferentes tamanhos de fio da mesma liga podem ter propriedades mecânicas diferentes como resultado do processamento do fio.

As propriedades dos fios ortodônticos tipicamente obtidas a partir do ensaio de tração são o módulo de elasticidade (módulo de Young) e a tensão de cedência (também designada por tensão de prova ou tensão de prova); a ductilidade ou percentagem de alongamento também pode ser obtida. O leitor deve rever as definições destas propriedades.[1,3] Nas normas do fio ortodôntico, é determinada a tensão de cedência para 0,2% de deformação permanente. A porcentagem de alongamento dá uma medida de formabilidade que, clinicamente, relaciona-se com a extensão em que o fio pode ser permanentemente deformado antes da fratura. Os laços e as curvas são mais facilmente realizados em fios com maior ductilidade e formabilidade. O módulo de elasticidade fornece uma medida quantitativa da rigidez elástica ou, inversamente, a flexibilidade para deformação elástica. Quando dois fios são comparados, o fio com maior módulo de elasticidade irá transmitir maior força para uma dada deflexão, o que significa que irá fornecer maior força para mover os dentes. A força de prova a 0,2% de deformação permanente dá uma indicação de quanta tensão é necessária para dobrar permanentemente um fio, sendo mais difícil dobrar quantidades maiores. A Fig. 1.1 compara os gráficos dos ensaios de tração de quatro

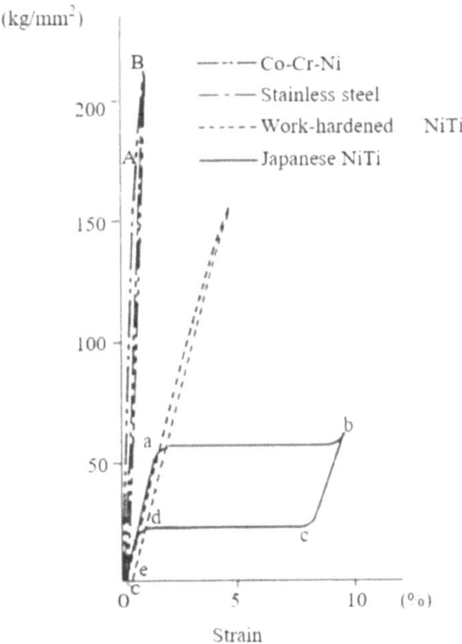

Figura 1.1 Gráficos de ensaios de tração para quatro diferentes ligas de fios ortodônticos.

Os fios ortodônticos e as propriedades mecânicas obtidas com o ensaio de tração para as ligas de fios ortodônticos foram previamente apresentados na Tabela 1.1.

1.5.2 Ensaios de flexão terminologia ortodôntica

Os testes de flexão são muito mais representativos do que o teste de tensão da deformação encontrada pelos fios ortodônticos. Enquanto a versão original da

Especificação nº 32 da ADA estipulava a utilização de um ensaio de flexão em cantilever, a Norma ISO 15841 e a atual Especificação nº 32 da ADA, idêntica, requerem a utilização de um ensaio de flexão em três pontos, com provetes de 30 mm de comprimento. Os fios são classificados como fios do Tipo I (comportamento elástico linear durante a descarga a temperaturas até 50 C) e do Tipo II (comportamento elástico não linear durante a descarga a temperaturas até 50 C). Os fios do Tipo I são de aço inoxidável, Co-Cr e beta-Ti. Os fios do Tipo II são NiTi.

Os fios do tipo I são dobrados até se atingir 0,1 mm de deflexão permanente e o declive do gráfico de flexão para a região elástica é o parâmetro obtido que quantifica a rigidez ou flexibilidade do fio na flexão. Os fios do tipo II são deflectidos de 0 a 3,1 mm, sendo que a força durante a deflexão progressiva é designada por ativação e a força quando a deflexão regressa a zero é designada por desativação. As forças durante a desativação são mais relevantes do ponto de vista clínico, porque representam as forças que o fio exerce na deslocação dos dentes, à medida que volta a saltar elasticamente depois de ter sido colocado. A colocação clínica de um fio é sinónimo de ativação. A norma ISO 15841 exige o registo da força de desativação em deflexões clinicamente adequadas de 3,0, 2,0, 1,0 e 0,5 mm. A Fig. 1.2 compara os resultados de testes de flexão de três pontos realizados a 37 C para fios termoplásticos de NiTi que foram deflectidos em 2 mm.

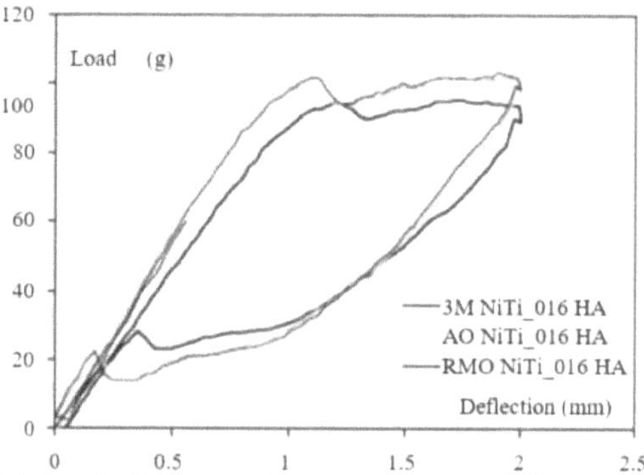

Figura 1.2 Gráficos de flexão em três pontos para uma deflexão de 2 mm de três fios termoelásticos de níquel-titânio com 0,016 polegadas de diâmetro.

Durante a flexão, um lado do fio sofre compressão enquanto o lado oposto está sob tensão, como ilustrado na Fig. 1.3.55 No meio do fio existe uma superfície neutra que marca a transição da compressão para a tensão e é uma região de tensão axial e deformação nulas. Vista em secção transversal, a superfície neutra aparece como uma linha que é designada por eixo neutro. A superfície e o interior do fio de um lado estão a ser encurtados (tensão de compressão), enquanto a metade oposta está a ser alongada (tensão de tração). No entanto, ao longo do fio, estão também presentes tensões de corte. Assim, a flexão transmite um estado de tensão complexo dentro de um fio, englobando tensão, compressão e cisalhamento em diferentes áreas.

No ensaio de flexão de três pontos, um suporte superior, igualmente situado entre dois pontos de suporte inferiores exteriores (fulcros), é movido para baixo para deflectir o fio. Numa configuração em tensão, a tensão (momento de flexão) na secção transversal do fio é zero nos suportes inferiores e aumenta linearmente até um máximo diretamente abaixo do suporte superior.[55] No entanto, numa situação clínica, o fio está provavelmente limitado por ligaduras e braquetes, pelo que a distribuição da tensão não é simples, embora a tensão máxima esteja provavelmente no local de flexão máxima do fio.

Quando um fio é dobrado elasticamente, o módulo de flexão pode ser calculado como E ¼ (DF)(L3)/48(DD)(I),[55] onde (E) é o módulo de flexão em MPa. Os outros termos desta expressão são os seguintes: (DF) é a variação da carga ou força [Newton (N)] na parte da linha reta da curva carga (força) versus deflexão, (L) é a distância do vão de ensaio (mm) entre os apoios, (DD) é a variação da deflexão (mm), e (I) é o momento de inércia, a ser discutido no parágrafo seguinte. (Recorde-se que 1 MPa ¼ 1 N/mm2.)

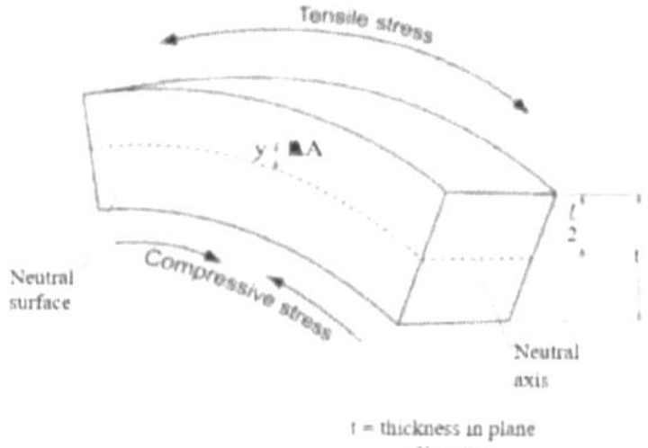

Figura 1.3 Regiões de tensão de tração e compressão, superfície neutra e eixo neutro para a flexão elástica esquemática de um segmento de fio retangular.

O momento de inércia (também designado por momento de inércia de área) indica a resistência à flexão de diferentes secções transversais de um fio com o mesmo comprimento e o mesmo material.[55] Para um fio redondo, I ¼ pd4/64, em que (d) é o diâmetro. Para um fio retangular, I ¼ wt3/ 12, em que (w) é a largura e (t) é a espessura no plano de flexão. As unidades de (I) para um fio ortodôntico com dimensões medidas em milímetros seriam, portanto, mm4. O módulo de flexão é o análogo da flexão em três pontos do módulo de elasticidade para cargas de tração, e ambos os módulos de elasticidade deveriam teoricamente ter o mesmo valor, embora isso nem sempre seja observado.[10,56] Na ADA Specification No. 32 e na Norma ISO 15841, o vão de ensaio entre os dois apoios é especificado como 10 mm, embora este valor nem sempre seja utilizado na investigação; algumas investigações utilizaram vãos de 12 e 14 mm.

A equação acima mostra que a força fornecida por um determinado fio será influenciada tanto pelo material (E) quanto por considerações geométricas (I). Uma vez que a força é proporcional à propriedade material do módulo de elasticidade (flexão), um material mais rígido com um módulo de elasticidade maior fornece uma força maior para mover os dentes com a mesma deflexão.

A força exercida por um fio é proporcional a (I), o momento de inércia da área que contém as dimensões do fio. As equações anteriores para (I) podem ser utilizadas para comparar o fornecimento de força elástica de diferentes arames (assumindo a ausência dos cantos arredondados que ocorrem com arames rectangulares). Para fios redondos, o fornecimento de força aumenta rapidamente com o diâmetro devido à relação (d4). Por exemplo, um fio de 0,020 polegadas de diâmetro fornecerá quase 21/2 vezes a força fornecida por um fio de 0,016 polegadas de diâmetro do mesmo material. Quando um fio retangular de 0,016 polegadas e um fio redondo de 0,016 polegadas de diâmetro do mesmo material são comparados, o fio retangular fornecerá quase 70% mais força para a mesma deflexão. A distância entre os suportes para o teste de flexão de três pontos, que pode ser vista clinicamente como a distância entre os braquetes e/ou dentes, influenciará a força, com maiores quantidades sendo entregues quando os suportes para o fio estão mais próximos. Os ortodontistas variam o fornecimento de força usando diferentes ligas e tamanhos de fio (valores de E e I). O uso de diferentes materiais de fio (valores de E) com tamanhos de fio relativamente iguais tem sido denominado ortodontia de módulo variável.[57]

Tal como os arames redondos e rectangulares de dimensões semelhantes produzem níveis de força diferentes, são necessárias quantidades de força diferentes para dobrar um arame retangular, dependendo da sua orientação, sendo a orientação lateral mais rígida do que a plana. Apesar de a mesma área de secção transversal estar sob tensão, a razão pela qual a orientação lateral é mais rígida deve-se às diferenças do momento de inércia. Na secção transversal, quanto maior for a quantidade de material ou fio localizado longe do eixo neutro na flexão, maior será o momento de inércia da área. (Um exemplo prático de engenharia é a utilização de vigas em I na construção.) Isto explica porque é que um fio de 0,018x0,025 polegadas dobrado no sentido da borda irá fornecer quase o dobro da força para uma determinada deflexão (ou seja, será menos flexível) em comparação com o mesmo fio dobrado no sentido plano, uma vez que a primeira orientação tem um momento de inércia de área mais elevado. A Tabela 1.2 compara os valores relativos para o momento de inércia em flexão para alguns tamanhos de fios redondos e retangulares clinicamente importantes (assumindo cantos quadrados), mostrando as diferenças substanciais na aplicação de força para as orientações edgewise e flatwise. Para facilitar as comparações relativas, o momento de inércia para o fio de 0,016 polegadas de diâmetro foi atribuído a um valor de 1,0.

Tabela 1.2 Comparações do momento de inércia em flexão para fios ortodônticos

Cross-section dimensions	Relative moment of inertia
0.014-inch diameter	0.6
0.016-inch diameter	1
0.018-inch diameter	1.6
0.020-inch diameter	2.4
0.016 0.022-inch (e)	4.4
0.16 0.022-inch (f)	2.3
0.17 0.025-inch (e)	6.9
0.17 0.025-inch (f)	3.2
0.18 0.025-inch (e)	7.3
0.18 0.025-inch (f)	3.8
0.19 0.025-inch (e)	7.7
0.019 0.025-inch (f)	4.4
0.021 0.025-inch (e)	8.5
0.021 0.025-inch (f)	6.0

Para efeitos de comparação, o momento de inércia para um fio de 0,016 polegadas de diâmetro foi atribuído ao valor de 1. e, edgewise; f, flatwise.

Os gráficos de flexão de força versus deflexão não são normalizados para dimensões e, portanto, podem variar consideravelmente com o tamanho do fio. Além disso, na vista de secção transversal do fio, as regiões de deformação permanente (tensão de tração e tensão de compressão) em flexão começam na superfície exterior, onde a tensão é mais elevada, enquanto o interior do fio ainda está a sofrer deformação elástica.[55] As regiões de deformação permanente deslocam-se progressivamente para o centro do fio à medida que a tensão continua a aumentar, até que todo o fio esteja a sofrer deformação permanente. Como resultado, ocorre mais endurecimento por trabalho durante as fases iniciais da deformação permanente com o ensaio de tração, porque toda a secção transversal está a sofrer a mesma tensão permanente, do que durante as fases iniciais da deformação permanente por flexão.

A literatura ortodôntica clássica utiliza os termos força, rigidez e amplitude para descrever as quantidades derivadas da porção elástica das curvas de força versus deformação por flexão.[58,59] A resistência representa a força necessária para iniciar a deformação permanente de um fio. Com esta descrição, um fio forte será mais difícil de colocar laços clinicamente. Na literatura da ciência dos materiais, isso é equivalente ao limite elástico ou proporcional (ou à força de escoamento em condições práticas). A rigidez indica a força que um fio pode exercer com uma determinada deflexão e é análoga ao módulo de elasticidade que relaciona a tensão e a deformação na região elástica. A amplitude (ou faixa de trabalho), que é uma propriedade de grande importância clínica, indica o quanto o fio pode ser defletido elasticamente e é análoga à quantidade de deformação no final da faixa elástica na curva tensão-deformação. Um fio com maior amplitude aplicará força em distâncias maiores à medida que os dentes se movem, levando a uma menor necessidade de substituição de fios. (A relação é que Força ¼ Faixa de Rigidez.) Entretanto, exceto talvez pelo NiTi superelástico, a força exercida diminui à medida que a deflexão diminui, de acordo com a inclinação da parte elástica da curva força versus deflexão. Assim, a força exercida por um fio é maior inicialmente, mas torna-se menor à medida que os dentes se movem. O princípio subjacente é que esta desativação do fio corresponde à parte de descarga da curva força-deformação.

A propriedade do retorno elástico é basicamente a mesma que o alcance, embora tecnicamente sejam definidos de forma diferente. O retorno elástico é a quantidade de deformação elástica recuperável após a desativação, quando o fio foi permanentemente deformado durante a ativação. Se a única deformação fosse elástica, o alcance e o retorno elástico seriam sinónimos como o quociente entre o limite proporcional e o módulo elástico. No entanto, uma vez que os clínicos normalmente provocam alguma deformação permanente quando o fio é ativado (Tipo I, não Tipo II), uma definição mais prática de retorno elástico é o quociente entre a tensão de cedência e o módulo de elasticidade (YS/E).[43] Ferramentas gráficas úteis, denominadas nomogramas, foram construídas por Kusy[58] para mostrar as relações de resistência, rigidez e amplitude de flexão entre diferentes tamanhos de um único tipo de fio e entre fios de diferentes tipos de liga. Estes nomogramas também mostram as diferenças entre os três valores de propriedade quando um fio retangular é dobrado de forma plana e de aresta.

As curvas de flexão para fios ortodônticos superelásticos de NiTi fornecem o contexto para as suas vantagens clínicas. Durante a desativação, os valores de força gerados por um fio superelástico de NiTi são relativamente constantes, apesar da diminuição da deflexão. No entanto, os platôs superelásticos superior e inferior para flexão (Fig. 1.2) são menos horizontais do que para tração (Fig. 1.1), devido à distribuição não uniforme das tensões na secção transversal do fio. Gatto et al.[60] apresentaram comparações de resultados de testes de flexão em três pontos para deflexões de 2 mm e 4 mm de produtos de fios NiTi superelásticos e termoelásticos. Clinicamente, uma força mais contínua é aplicada com o fio superelástico ou termoelástico, mesmo que os dentes tenham se movido alguns milímetros. Comparativamente, um fio não superelástico irá aplicar menos força após a desativação e a concomitante diminuição da deflexão ou movimento dentário. Assim, os fios superelásticos de NiTi não só possuem maior retorno elástico em comparação com os fios não superelásticos[38], como também fornecem um nível de força mais sustentado.

As propriedades mecânicas dos mesmos fios ortodônticos, obtidas por meio de ensaios de tração e flexão, foram comparadas, sendo que Asgharnia e Brantley[10] utilizaram o ensaio de flexão em cantilever da Especificação nº 32 da ADA na época e Iijima et al.[56] utilizaram o ensaio de flexão em três pontos da versão atual dessa especificação (e da Norma ISO 15841). As diferenças notáveis nos valores de limite de elasticidade encontrados por Iijima et al.[56] para os ensaios de flexão em três pontos e de tração (Fig. 1.4) foram atribuídas às diferentes distribuições de tensão e regiões de deformação permanente para os dois ensaios, juntamente com os critérios de deformação permanente utilizados para definir o limite de elasticidade com os ensaios.

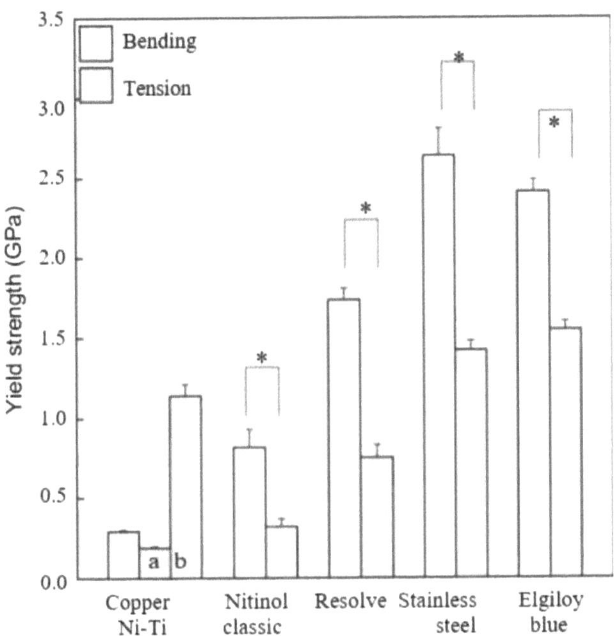

Figura 1.4 Comparação dos valores de limite de elasticidade obtidos com o ensaio de tração e o ensaio de flexão em três pontos para ligas rectangulares representativas de aço inoxidável, cobalto-crómio, níquel-titânio (NiTi) e fio de beta-titânio. Para o cobre Ni-Ti, os valores para as fases de austenite e martensite são indicados por (a) e (b), respetivamente. As comparações estatisticamente significativas (p < .05) são indicadas por (*).

1.5.3 Torção

O modo de carregamento por torção ou rctorção tem sido pouco utilizado na pesquisa de materiais ortodônticos, pois é necessário o desenvolvimento de equipamentos experimentais especiais. Esse modo de carregamento foi engenhosamente empregado por Kao et al.[6] para medir a resistência à torção de braquetes cerâmicos colados a laminados de resina composta e ao esmalte humano. A carga de torção de ligas ortodônticas tem-se concentrado nos implantes mini-implantes, onde tem particular relevância clínica, utilizando um aparelho fabricado à medida.[53]

1.5.4 Ensaios de dureza por indentação

O teste de dureza Vickers, que utiliza um indentador simétrico em forma de diamante, tem sido empregado para obter informações úteis sobre as propriedades mecânicas das ligas ortodônticas, uma vez que micro indentações podem ser colocadas em fios e braquetes muito pequenos.[7,9,14,62] Geralmente, os espécimes são embutidos em resina metalográfica e polidos até um acabamento superficial submicrónico, como descrito na Secção 1.5.6, embora segmentos de fios não montados tenham sido usados para obter comparações entre as superfícies recebidas e polidas.[62]

Embora a dureza da superfície de indentação seja uma propriedade mecânica complexa, a dureza Vickers é proporcional à tensão de cedência para ligas do mesmo tipo.[63] No entanto, as comparações da dureza Vickers entre ligas de diferentes tipos (diferentes elementos componentes principais) só devem ser efectuadas em sentido lato.

A Tabela 1.3 resume os valores de dureza Vickers dos materiais metálicos utilizados para fios e braquetes ortodônticos. Existe uma grande variação na dureza das ligas de NiTi, dependendo se o fio é não-superelástico, superelástico ou com memória de forma.[14] Os braquetes preparados por MIM7 têm dureza muito menor do que as mesmas ligas para fios processados termomecanicamente.[14,62] As asas e bases dos braquetes podem ser fabricadas a partir de diferentes ligas para produzir as propriedades clínicas desejadas pelos fabricantes e depois unidas.[8,9]

Donovan et al.[46] utilizaram o ensaio de dureza Knoop para colocar microindentações em forma de diamante em amostras de beta-Ti soldadas. Estas indentações serviram como uma sonda para investigar os efeitos de diferentes condições de soldadura nas propriedades mecânicas locais nas áreas da junta e no metal adjacente.

A utilização do nano-indentador tornou-se importante para a investigação de ligas ortodônticas, uma vez que o módulo de elasticidade pode ser determinado a partir da curva de descarga após a nanoindentação (Fig. 1.5), juntamente com a nano-dureza. É utilizado um indentador triangular de Berkovich, em vez de um indentador piramidal de diamante, como utilizado no ensaio de microdureza Vickers. Fig.

1.6 apresenta comparações de valores de módulo de elasticidade para vários fios ortodônticos obtidos com o nano-indentador (superfície externa e secção transversal),

Tabela 1.3 Alguns valores de dureza Vickers para materiais ortodônticos metálicos

Metal	Orthodontic application	Vickers hardness	Reference(s)
Stainless steel	Wire	600	Hunt et al.62
Stainless steel	Bracket	170 (base) and 360	Eliades et al.8
Stainless steel	Bracket (metal-	(wing)	Zinelis et al.7
Cobaltechromium	injection molded)	150 e 250 (three	Hunt et al.62
Cobaltechromium	Wire	products)	Zinelis et al.7
Beta-titanium	Bracket (metal-	440	Brantley14
	injection molded)	290	Hunt et al.62
Nickel-titanium	Wire	360	Hunt et al.62 and
Titanium	Wire	290e440	Brantley14
Titanium alloy	Bracket	160 (base); 270	Zinelis et al.9
(Tie6Ale4V)	Bracket	(base and wing)	Zinelis et al.9
		370 (wing)	

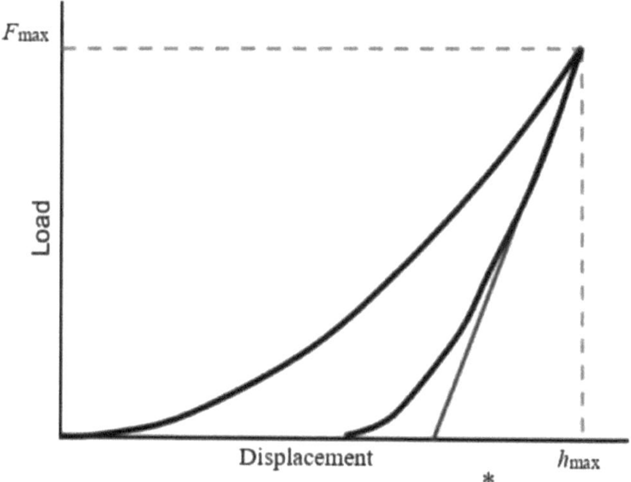

Figura 1.5 Curvas esquemáticas de força-deslocamento de carga e descarga para o ensaio de nanodentação.

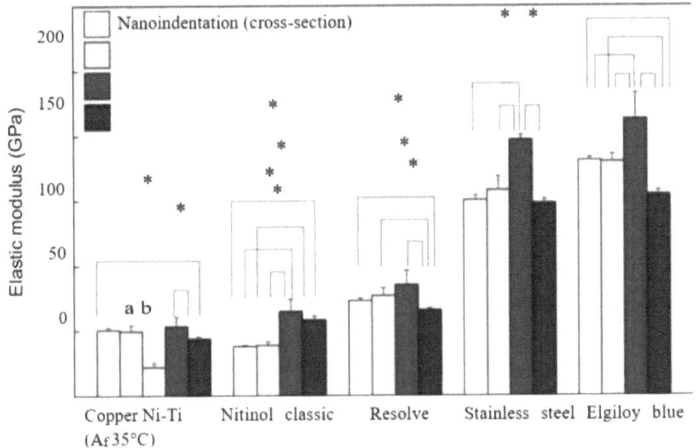

Figura 1.6 Valores do módulo de elasticidade (módulo de Young) obtidos com o nanoindentador, o ensaio de flexão em três pontos e o ensaio de tração para ligas rectangulares representativas de aço inoxidável, crómio-cobalto, níqueltitânio (NiTi) e fio de beta-titânio. Para o cobre Ni-Ti, o valor para as fases de austenita e martensita são indicados por (a) e (b), respetivamente. As comparações estatisticamente significativas (p < .05) são indicadas por (*).

ensaio de flexão em três pontos e ensaio de tração. Iijima et al.[56] verificaram que os valores médios da nano-dureza e do limite de elasticidade aumentavam geralmente para profundidades menores das indentações e que os valores médios da nano-dureza eram significativamente mais elevados para as superfícies da secção transversal, em comparação com as superfícies externas, para alguns dos fios selecionados para estudo.

1.5.5 Medição do atrito entre arcos e braquetes

A fricção é a força que resiste ao deslizamento de duas superfícies uma sobre a outra. Essa força de atrito deve ser superada para permitir o deslizamento de um fio dentro do slot do braquete e a subsequente movimentação dentária. Esse atrito tem sido estudado em detalhes na literatura ortodôntica há décadas, e Burrow64 publicou um excelente artigo de revisão. O atrito pode existir entre o fio e o braquete e a ligadura. Antes que dois objetos fixos possam deslizar ou se movimentar um sobre o outro, a força de atrito estático deve ser superada. Depois de os objectos deslizarem, a força de fricção cinética é a resistência contínua ao movimento. Dos dois, o atrito estático é provavelmente mais relevante na ortodontia clínica, porque o movimento dos dentes não é contínuo. Normalmente, considera-se que a força de atrito estático é maior do que a força de atrito cinético, mas isso nem sempre é verdade em testes laboratoriais, quando os fios ortodônticos estão a deslizar dentro de um slot de braquete, devido à influência da ligadura. A Fig. 1.7 apresenta uma configuração histórica esquemática de laboratório para a medição do atrito,[65] mostrando um fio sendo puxado através de um braquete e a resistência (força em gm ou N) medida usando uma célula de carga na máquina de ensaios mecânicos. O gráfico esquemático da força versus deslocamento mostra as componentes estática e cinética da força de atrito.

A composição dos materiais envolvidos e a rugosidade da superfície dos componentes são muito importantes, sendo que superfícies mais ásperas resultam num maior atrito.[66,68] Uma vez que a reatividade inerente do Ti resulta numa maior aderência aos moldes durante o processo de trefilagem, os fios contendo Ti são mais ásperos do que os fios de aço inoxidável e Co-Cr.

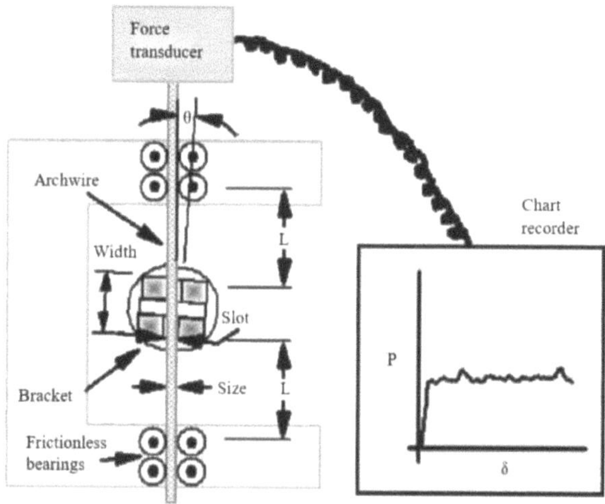

Figura 1.7 Ilustração esquemática de um procedimento experimental utilizado

para medir o atrito de braquetes com fio de arco.

E apresentam maior fricção.[5,65,67] A lubrificação normalmente diminui o atrito, mas a pesquisa mostrou que nem sempre é o caso com fios e braquetes expostos à saliva. Além disso, braquetes e fios no ambiente oral podem acumular biofilmes, depósitos de cálcio e outros aderentes, aumentando assim o atrito. A contabilização das complexidades do ambiente oral quando se estuda o atrito in vitro não é normalmente efectuada.

Uma vez que a maioria dos estudos de fricção in vitro movem um fio através de um suporte a 0,5-10 mm/min,

Considerando que o movimento dentário é da ordem de 1 mm/mês, a aplicabilidade clínica dos estudos de fricção in vitro tem sido fortemente questionada.

1.5.6 Exames ao microscópio ótico, eletrónico de varrimento e de força atómica.

Embora o microscópio ótico seja muito conveniente para o exame de superfícies de materiais, a profundidade de focagem limitada restringe a sua utilização a fotomicrografias de espécimes largamente planas.[69] Além disso, a ampliação útil para a iluminação de luz visível é limitada a cerca de 500. Ao contrário dos microscópios biológicos, os microscópios metalográficos utilizam uma configuração de amostra invertida e podem fornecer iluminação de campo claro e escuro. Podem ser selecionadas diferentes aberturas e diferentes filtros coloridos para variar o aspeto da imagem.

Uma amostra de fio, depois de cortada a um comprimento conveniente utilizando uma serra de diamante de baixa velocidade e arrefecida a água, é embebida (muitas vezes denominada montada) em resina metalográfica, polida utilizando abrasivos sucessivamente mais finos até uma granulometria final de 0,05 mm e gravada utilizando uma solução aquosa de ácido apropriada. A pasta abrasiva final deixa riscos com larguras muito inferiores ao comprimento de onda da luz visível que não podem ser observados visualmente. Excelentes detalhes microestruturais podem ser revelados para fios ortodônticos depois que o investigador se torna experiente no protocolo metalográfico. Uma fotografia de microscópio ótico de um fio 35 C Copper-Ni-Ti gravado70 é apresentada na Fig. 1.8.

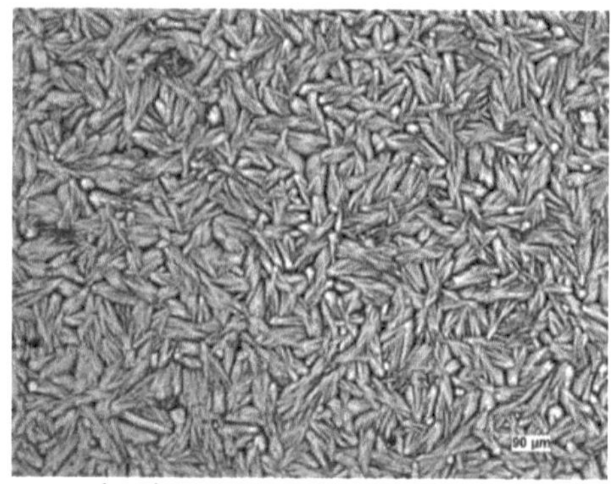

Figura 1.8 Imagem de microscópio ótico de segmentos de fio de cobre Ni-Ti gravados a 35 C à temperatura ambiente, mostrando uma microestrutura geminada.

O microscópio eletrônico de varredura (MEV) tem sido muito utilizado por grupos de pesquisa para caraterizar fios ortodônticos, uma vez que a profundidade de foco geralmente não é limitada e é possível uma ampla gama de ampliações acima de 100.000.[71] A preparação do espécime pode ser muito conveniente, uma vez que um fio metálico ou segmento de fio pode ser colocado diretamente na câmara do espécime, após atenção à limpeza da superfície. Devido à irradiação pelo feixe de electrões primário, um espécime montado em resina curada a frio deve ter uma superfície condutora de eletricidade para evitar a acumulação de carga; isto é convenientemente conseguido por revestimento por pulverização catódica, normalmente com películas finas de ouro, ouro-paládio ou carbono. No modo de electrões secundários, o SEM fornece informações topográficas, como se mostra na Fig. 1.9 para uma amostra de fio Ni-Ti de cobre a 35 C.[70]

O modo de electrões retrodifundidos fornece informações qualitativas sobre a composição através do contraste Z (número atómico). Ao acoplar um espetrómetro de dispersão de energia de raios X (EDS/EDX), que detecta os raios X caraterísticos gerados na superfície da amostra pelo feixe de electrões primários, é possível obter informações quantitativas sobre a composição. Para as análises de composição SEM/EDS, a superfície da resina de montagem com o espécime incorporado é revestida com carbono. A exatidão das análises quantitativas por EDS pode ser melhorada com a utilização de padrões elementares, embora sejam frequentemente efectuadas análises sem padrão. Tipicamente, as composições das ligas de arame foram registadas na literatura com décimos de percentagem em peso.

Com o aumento da disponibilidade de microscópios de força atómica (AFMs) nos laboratórios de investigação, muitos investigadores estão a utilizar varreduras com este instrumento para fornecer medições altamente precisas da rugosidade da superfície dos fios ortodônticos. Kusy et al.[5] introduziram o uso da espetroscopia a laser para determinar a rugosidade geral da superfície. Antes de estas duas técnicas estarem disponíveis, esta informação era obtida com um perfilómetro, no qual um estilete de diamante era movido ao longo de vários trilhos paralelos ao longo da superfície da amostra. A informação sobre a rugosidade da superfície inclui Ra, a média aritmética das diferenças absolutas (positivas e negativas) da topografia da superfície em relação à linha de base, e Rt, que indica a altura máxima do pico ao vale da superfície.[11] As imagens AFM visualmente atractivas também fornecem informações muito úteis sobre as superfícies do fio em regiões localizadas de interesse.

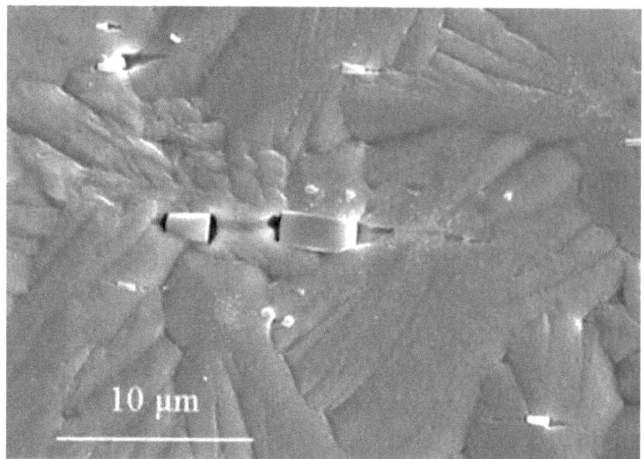

Figura 1.9 Imagem eletrónica secundária do microscópio eletrónico de varrimento do segmento de fio NiTi de cobre 35 C à temperatura ambiente, mostrando precipitados na microestrutura.

1.5.7 Difração de raios X

O modo difractométrico do XRD convencional,[72] geralmente usando radiação caraterística CuKa, tem sido utilizado para investigar as fases microestruturais em aço inoxidável[15] e NiTi[31,73] fios ortodônticos. Uma vez que a área do feixe de raios X incidente na superfície do espécime tem dimensões de cerca de 1 cm com o XRD convencional, os espécimes de teste para fios ortodônticos foram preparados como segmentos múltiplos, nominalmente idênticos, colocados lado a lado. O feixe de raios X incidente, quase monocromático, é difractado (refletido) a partir de planos atómicos na estrutura cristalina de um material (ou fase), de acordo com a Lei de Bragg, que relaciona o comprimento de onda dos raios X, o espaçamento interplanar e o ângulo de incidência em relação à superfície da amostra. O espetro de XRD (denominado padrão de difração em engenharia) varia com cada estrutura cristalina, dependendo da expressão do fator de estrutura complicada, que indica as reflexões dos planos atómicos. As posições dos picos de raios X difractados dependem do(s) parâmetro(s) de rede do material ou fase. Os materiais que contêm múltiplas fases podem ter padrões complexos de DRX, uma vez que estes contêm as reflexões associadas às fases individuais na microestrutura.

Para interpretar (frequentemente designado por índice) um padrão experimental de XRD, as posições dos picos são comparadas com as dos padrões de pós elementares (ou fases) puros que foram compilados pelo Centro Internacional de Dados de Difração [ICDD (www.icdd.com/)].

Os planos reflectores são designados num formato hkl, em que estes índices cristalinos são recíprocos das intercepções dos planos com os eixos das células unitárias. Uma vez que as composições gerais do fio ortodôntico são conhecidas, a seleção dos padrões de pó ICDD para comparação é simples. Existem diferenças nas intensidades relativas dos picos dos planos atómicos dos fios ortodônticos, que têm sempre uma orientação cristalográfica preferencial, em comparação com as intensidades relativas dos picos dos planos atómicos dos padrões em pó, que têm cristais orientados aleatoriamente. Além disso, as posições dos picos no padrão experimental de XRD serão um pouco diferentes daquelas para o padrão de pó puro devido a pequenas mudanças no parâmetro de rede devido à incorporação de outros elementos na(s) fase(s) dada(s) para a composição da liga do fio.

É muito importante salientar que a DRX é uma técnica analítica próxima da superfície, fornecendo informações obtidas sobre as fases (a partir das suas estruturas cristalinas) numa região muito inferior a 50 mm abaixo da superfície. Assume-se geralmente que essa informação é apropriada para o material a granel, o que pode nem sempre ser correto. A Fig. 1.10 mostra uma série de padrões de XRD para o Cobre Ni-Ti 35 C,[31] obtidos a uma gama de temperaturas, com os planos reflectores indexados para a martensite, a fase R e a austenite. Os dois picos para o cobre ocorreram porque o feixe de raios X incidente sobrepôs-se ao provete de ensaio e ao suporte do provete. O provete de fio consistia em múltiplos segmentos colocados lado a lado.

Uma técnica especial de micro-difração de raios-X (Micro-XRD) foi utilizada para o estudo de fios ortodônticos. A área de análise pode ser variada através do ajuste do colimador, sendo possível uma região com 10 mm de diâmetro. Uma corrente de tubo muito elevada de 300 mA é utilizada com radiação CuKa para obter picos de XRD suficientemente fortes. O micro-DRX foi utilizado para investigar as fases microestruturais em diferentes regiões dos fios de NiTi a diferentes tensões (Fig. 1.11) e temperaturas[74,75] e num ambiente oral simulado.[76]

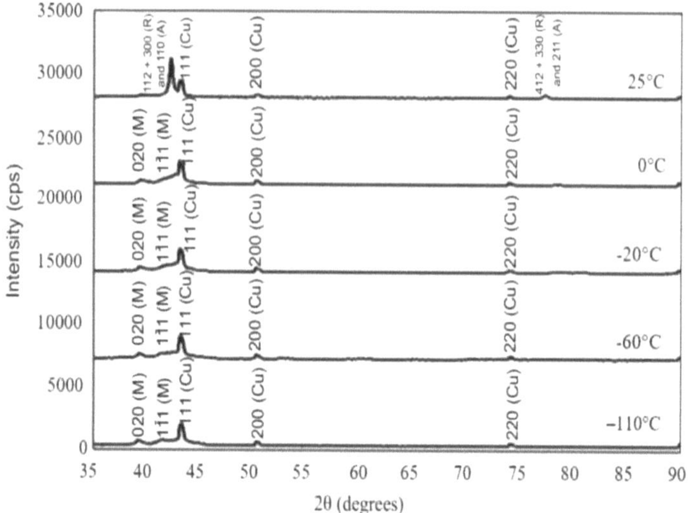

Figura 1.10 Padrões de difração de raios X para um espécime de fio de cobre Ni-Ti de 35 C (múltiplos segmentos) a temperaturas de 110 C até à temperatura ambiente. Os picos foram indexados a planos atómicos na martensite, austenite e fase R. Os dois picos de Cu estão associados ao suporte do espécime.

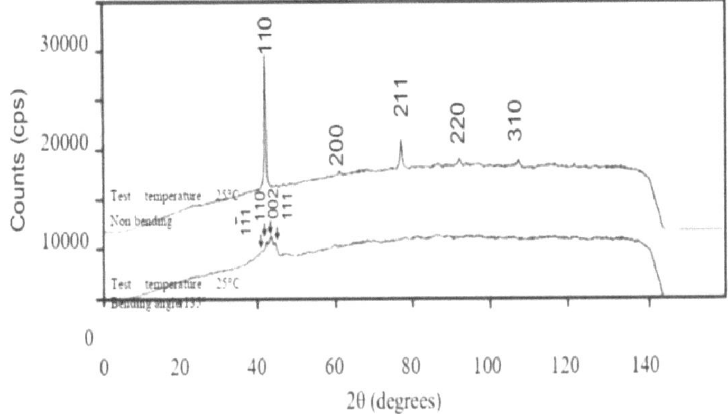

Figura 1.11 Padrões de microdifracção de raios X (XRD) para a área de tensão de um fio de níquel-titânio dobrado a 135 graus e para o mesmo fio sem dobragem. No padrão de micro-DRX inferior para o fio dobrado, aparecem três novos picos de martensite perto do pico 110- austenite, que tem uma intensidade muito menor do que para o mesmo fio que não foi dobrado, mostrado no padrão de micro-DRX superior. Os outros picos à direita do pico 110- austenite para o fio não dobrado são também reflexões de planos atómicos na austenite.

Reproduzido com permissão de Iijima M, Ohno H, Kawashima I, Endo K, Brantley WA, Mizoguchi I. Estudo de difração de micro raios X de fios ortodônticos superelásticos de níquel-titânio a diferentes temperaturas e tensões. Biomaterials 2002; 23:1769,74.

Como referido anteriormente na Secção 1.4.4, a Micro-XRD foi utilizada para investigar fios de beta-Ti unidos por brasagem/soldadura sob uma atmosfera de árgon, soldadura a laser e soldadura por resistência eléctrica,[48,51] , bem como fios de Co-Cr e NiTi unidos por soldadura a laser.[50] As regiões interfaciais não continham quantidades problemáticas de novas fases secundárias deletérias, e as técnicas de união foram consideradas seguras para uso clínico.

1.5.8 Microscopia eletrónica de transmissão

O microscópio eletrónico de transmissão (TEM) oferece uma capacidade única de observar a ultra-estrutura dos fios ortodônticos ao nível nanométrico, juntamente com a identificação de fases a partir de padrões de difração de electrões (em que os planos aparecem como manchas) e as suas composições por análise EDS de raios-X.[77] A capacidade de aquecimento e arrefecimento da fase de espécime TEM permite convenientemente observações numa gama de temperaturas.

No entanto, a preparação do espécime é demorada e requer um desbaste e polimento metalográfico inicial, seguido de fresagem iónica e, finalmente, limpeza por plasma, para produzir um espécime suficientemente fino (muito menos de 1 mm) para a transmissão do feixe de electrões primários.

Uma micrografia TEM de campo claro (Fig. 1.12) obtida70 à temperatura ambiente para um espécime de fio de Ni-Ti de cobre a 35 C com secção transversal mostra a estrutura em nanoescala. Outra imagem de campo claro (Fig. 1.13) deste espécime de Ni-Ti cobre 35 C a 187 C revela o aspeto lamelar caraterístico da geminação dentro da matriz de martensite.

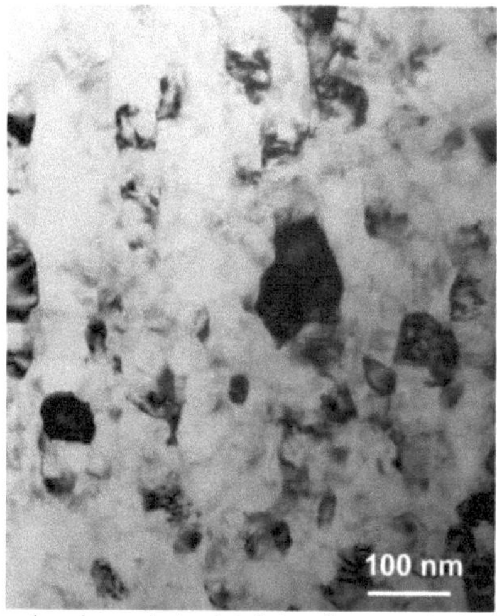

Figura 1.12 Imagem de microscópio eletrónico de transmissão de campo luminoso mostrando a nanoestrutura de um espécime de secção transversal de fio Ni-Ti de cobre 35 C à temperatura ambiente.

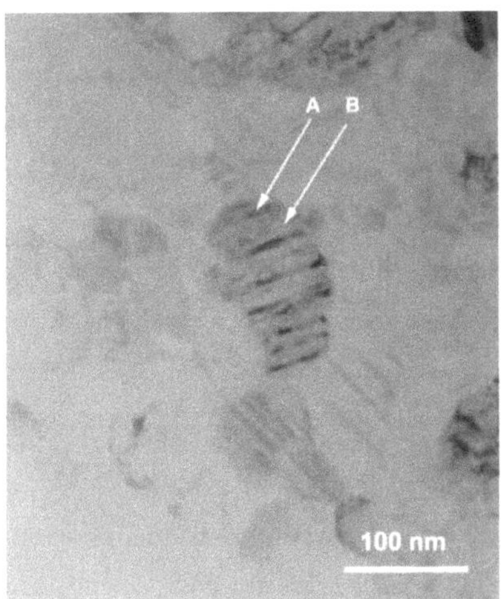

Figura 1.13 Imagem TEM de campo claro de uma amostra de secção transversal de fio Ni-Ti de cobre de 35 C a 187 C, mostrando a ocorrência de geminação.

Os padrões de difração de electrões foram obtidos nesta investigação a 50 C, 45 C e 187 C para a austenite, fase R e martensite geminada, respetivamente. Apesar das suas vantagens únicas, o uso de TEM para o estudo de fios ortodônticos tem sido limitado pelo alto custo do instrumento, período de tempo relativamente longo para a preparação de espécimes de folha fina, complexidade de operação para este instrumento versátil, e dificuldade de interpretação dos padrões de difração de electrões.

1.5.9 Análise térmica

A análise térmica mede a alteração das propriedades químicas ou físicas de um material em função da temperatura.[78] A calorimetria diferencial de varrimento (DSC) é uma das muitas técnicas de análise térmica disponíveis, mas é a mais utilizada na investigação de materiais ortodônticos. Na DSC, uma amostra experimental e um material de referência são mantidos à mesma temperatura enquanto são submetidos a um programa de temperatura.

O programa de temperatura pode ser isotérmico (uma temperatura ao longo do tempo) ou dinâmico (abrangendo uma gama de temperaturas digitalizadas a uma determinada taxa, normalmente 10 C/min). A quantidade de fluxo de calor (que pode ser considerada como energia) necessária para assegurar a diferença zero de temperatura entre a amostra de teste e o material de referência é medida e traçada em função do tempo e/ou da temperatura para criar um termograma DSC. Qualquer alteração na amostra experimental que não ocorra no material de referência, frequentemente um cadinho vazio, aparece como uma alteração no fluxo de calor ou energia. As reacções químicas exotérmicas e endotérmicas, a fusão e as transformações na estrutura cristalina requerem uma alteração na energia que pode ser medida por DSC.

O uso mais comum do DSC na avaliação de materiais ortodônticos tem sido a investigação de mudanças de fase em fios de NiTi.[34,79,80] Uma aplicação muito importante é a determinação da temperatura Af, que é estipulada na Especificação 32 da ADA e na Norma ISO 15841. Os segmentos, com cerca de 4-5 mm de comprimento, são seccionados a partir de arcos ou fios rectos, utilizando uma serra de diamante arrefecida a água para limitar a tensão e o calor que podem alterar as fases presentes no fio. As mudanças de estrutura cristalina entre martensite e austenite no aquecimento, e as mudanças inversas no arrefecimento, manifestam-se como mudanças de energia que aparecem como picos no termograma. A temperatura Af para a transformação por aquecimento de martensite para austenite é obtida a partir do pico endotérmico na curva de aquecimento, utilizando uma técnica de construção que determina a intersecção de uma linha tangente ao longo do lado de alta temperatura deste pico com a linha de base adjacente (Fig. 1.14). As Figs. 1.15 e 1.16 comparam as curvas de aquecimento e arrefecimento DSC, respetivamente, para 27 C de Cobre Ni-Ti, 35 C de Cobre Ni-Ti e 40 C de Cobre Ni-Ti.[81] A temperatura Af obtida pela técnica de construção na Fig. 1.14 está em excelente concordância com o valor do fabricante para o Cobre Ni-Ti a 27 C, que parece sofrer uma transformação direta de martensite em austenite. Os dois picos para o Cobre Ni-Ti a 35 C e para o Cobre Ni-Ti a 40 C na Fig. 1.15 correspondem à transformação inicial da martensite para a fase R, seguida da transformação subsequente da fase R para a austenite. Embora as temperaturas Af para a conclusão da transformação da fase R para a austenite pareçam ser semelhantes para o Cobre Ni-Ti a 35 C e para o Cobre Ni-Ti a 40 C, o aumento da temperatura de início da transformação da martensite é evidente para as três variantes Af do Cobre Ni-Ti.

Com base nas temperaturas de transformação determinadas por DSC, é possível prever a fase ou fases que são estáveis à temperatura ambiente e à temperatura da boca. Uma vez que o fio de NiTi, inicialmente à temperatura ambiente, é colocado na boca do paciente, considera-se que o gráfico DSC de aquecimento tem mais relevância clínica do que o gráfico DSC de arrefecimento. Tal como referido anteriormente na Secção 1.4.3, as fases presentes determinam se o fio NiTi se comportará como um fio não superelástico, superelástico ou com memória de forma, com a

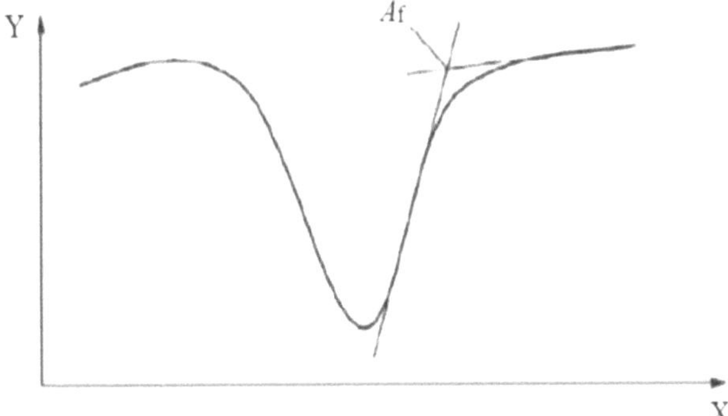

Figura 1.14 Método de interceção apresentado na Especificação n.º 32 da ANSI/ADA (2006) para determinar a temperatura de acabamento da austenite (Af) a partir do gráfico de calorimetria diferencial de varrimento. O fluxo de calor é apresentado no eixo vertical e a temperatura é apresentada no eixo horizontal.

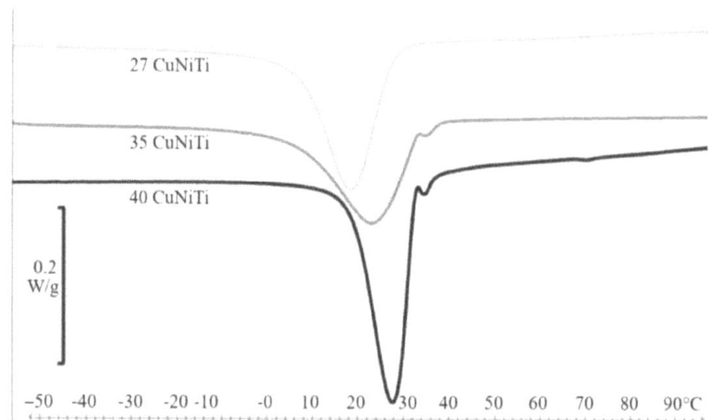

Figura 1.15 Gráficos de calorimetria diferencial de varrimento de aquecimento mostrando o fluxo de calor diferencial em função da temperatura para o Cobre Ni-Ti. O pico endotérmico único para o Cobre Ni-Ti a 27 C corresponde à transformação direta da martensite em austenite, enquanto que o Cobre Ni-Ti a 35 C e o Cobre Ni-Ti a 40 C sofrem uma transformação inicial da martensite para a fase R (pico grande), seguida da transformação da fase R para a austenite (pico pequeno).

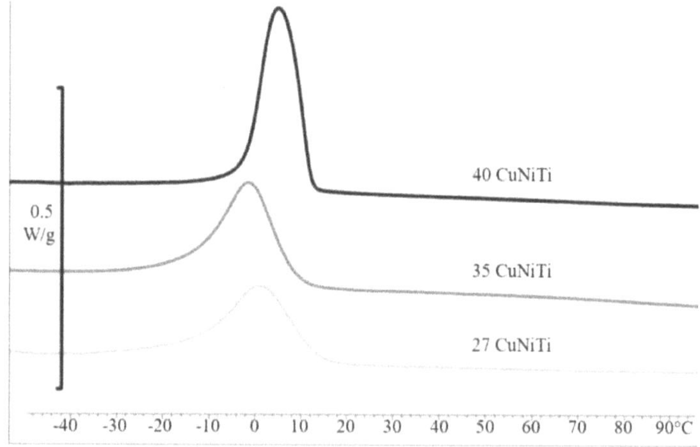

Figura 1.16 Gráficos de calorimetria diferencial de varrimento de arrefecimento do

fluxo de calor diferencial em função da temperatura para o Cobre Ni-Ti. O único grande pico exotérmico corresponde à transformação direta de austenite em martensite para as três variantes de 27 C de Cobre Ni-Ti, 35 C de Cobre Ni-Ti e 40 C de Cobre Ni-Ti

A consequência é uma diferença no comportamento clínico e no mecanismo de aplicação de força. As áreas dos picos nos gráficos de aquecimento e arrefecimento podem ser calculadas com software dedicado para o aparelho de DSC para produzir as alterações de entalpia (energia térmica) (geralmente escritas como DH) para as transformações endotérmicas ou exotérmicas, indicativas da proporção de fases transformáveis. Spini et al.[82] referiram que as temperaturas Af de sete produtos de fios de NiTi activados termicamente variavam numa vasta gama de temperaturas, de 21 C a 45 C, o que tem implicações no seu desempenho clínico.

Os avanços na tecnologia DSC conduziram à DSC com modulação da temperatura (TMDSC). Na TMDSC, uma pequena forma de onda sinusoidal de temperatura é sobreposta à rampa linear de temperatura de aquecimento/arrefecimento, que é muito mais lenta do que a utilizada na DSC convencional.[83,84] A combinação da rampa linear e da rampa sinusoidal é escolhida de modo a que as condições de aquecimento sejam mantidas durante o ciclo de aquecimento e as condições de arrefecimento sejam mantidas durante o ciclo de arrefecimento. O hélio é o gás de purga, em vez do azoto, que é utilizado na DSC convencional, porque a sua condutividade térmica muito mais elevada garante uma temperatura uniforme ao longo da espessura da amostra.

O fluxo de calor global resultante no termograma TMDSC pode ser separado em porções reversíveis e não reversíveis. Os picos na curva de fluxo de calor reversível correspondem a transformações ou mudanças com a temperatura que são reversíveis, enquanto que os picos na curva de fluxo de calor não reversível indicam transformações ou mudanças na amostra que podem ser permanentes. As curvas de fluxo de calor não reversíveis do TMDSC sugerem que a fase R intermédia entre a martensite e a austenite (Secção 1.4.3), se forma sempre durante as transformações de aquecimento e arrefecimento,[83,84] como se mostra nas Figs. 1.17 e 1.18.

Anteriormente, havia incerteza sobre se a fase R intermédia se formava durante o aquecimento deste fio com memória de forma, porque não era possível resolver um pico definitivo com o DSC convencional.[34] Além disso, as alterações a baixa temperatura na martensite são evidentes como fortes picos exotérmicos (transformações entre M e M0 nas Figs. 1.17 e 1.18) nas curvas de aquecimento e arrefecimento sem fluxo de calor reversível dos fios NiTi.[83,84] As transformações de martensite a baixa temperatura em fios ortodônticos de NiTi tinham sido previamente relatadas por Chen et al.[85] a partir de medições de alterações de resistividade eléctrica. Como discutido na Secção 1.5.8, o exame TEM revelou que o fio NiTi sofre geminação a baixas temperaturas.[70] Este rearranjo atómico para aliviar a tensão interna liberta energia e explica as observações do TMDSC nas curvas de fluxo de calor sem inversão, tanto no aquecimento como no arrefecimento. Assim, a utilização de TMDSC, com a inclusão de baixas temperaturas no intervalo de análise, mostrou que as transformações de fase nos fios de NiTi são mais complexas do que se pensava anteriormente a partir de análises DSC convencionais.

1.5.10 Ensaios de corrosão eletroquímica

Num sentido lato, a corrosão eletroquímica é a degradação de um material devido à reação com o meio envolvente.[2] Os fios ortodônticos estão sujeitos a corrosão no ambiente oral porque existe uma força motriz termodinâmica para que o metal/liga sólida entre em solução como um ião até certo ponto (por exemplo, M (sólido) / M^z | ι z). A classificação relativa da facilidade com que um átomo de metal perde um eletrão para criar um ião metálico é denominada série eletromotriz, que está disposta com os metais nobres no topo e os metais mais activos ou menos resistentes à corrosão na base.

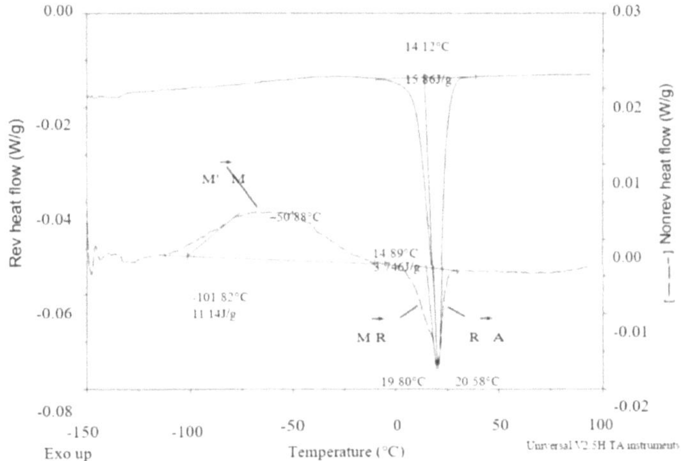

Figura 1.17 Gráficos de fluxo de calor inversos e não inversos de calorimetria diferencial de varrimento com modulação de temperatura para o ciclo de aquecimento de um provete de fio Neo Sentalloy NiTi, com as transformações assinaladas.

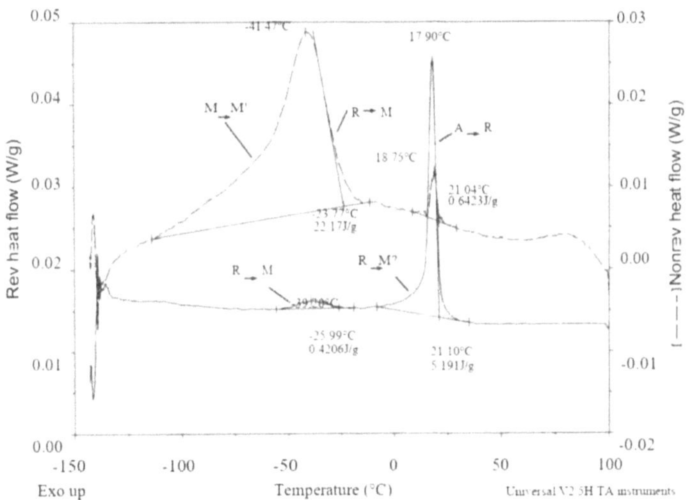

Figura 1.18 Gráficos de fluxo de calor inverso e não inverso de calorimetria

diferencial de varrimento com modulação de temperatura para o ciclo de arrefecimento de um provete de fio Neo Sentalloy NiTi, com as transformações assinaladas.

Os fios de ligas de ouro nobre já não são usados em ortodontia,[21] e poder-se-ia supor que as quatro principais ligas de fios ortodônticos de metal de base e outros aparelhos fabricados a partir dessas ligas em uso atual seriam relativamente propensos à corrosão. No entanto, como essas ligas de metal de base contêm Cr ou Ti em quantidade apreciável, elas formam espontaneamente camadas passivas estáveis que aumentam sua resistência relativa à corrosão.

Estas camadas superficiais passivas são óxidos metálicos: predominantemente Cr2O3 para o aço inoxidável com Cr e ligas de Co-Cr e TiO2 para as ligas com Ti (NiTi e beta-Ti). Estudos demonstraram que a camada passiva tem apenas nanómetros de espessura. No entanto, forma uma barreira à dissolução do metal que reduz, mas não elimina totalmente, a libertação de iões do metal/liga em comparação com a ausência desta camada passiva.

As propriedades eletroquímicas dos fios ortodônticos e de outros aparelhos podem ser investigadas in vitro, utilizando-se um potenciostato, que controla ou monitora o potencial eletroquímico (ou voltagem) e mede a corrente resultante. O potencial é plotado em relação à corrente numa escala linear ou logarítmica (log), embora existam diferenças entre os investigadores e revistas quanto à variável que aparece em cada eixo. O método eletroquímico mais comum que emprega um potencióstato é o teste potenciodinâmico, que envolve a varredura de uma gama de potenciais e a medição da corrente resultante. As técnicas de polarização cíclica efectuam o varrimento do potencial entre dois valores, primeiro na direção do aumento do potencial, seguido do varrimento inverso na direção da diminuição do potencial. Embora os diferentes testes potenciodinâmicos sejam definidos com nomes específicos, são semelhantes na metodologia e apenas diferem na gama de varrimento do potencial e na velocidade de varrimento. Por exemplo, o teste de polarização linear pode percorrer apenas uma gama de 40 mV (milivolts) a 0,05 mV/seg., enquanto um teste de polarização cíclica pode percorrer uma gama de 2

V a 1 mV/seg.

A partir de muitos destes testes, podem ser determinados vários parâmetros. O potencial de corrosão (Ecorr) é avaliado através da monitorização da tensão do fio em relação a um elétrodo de referência, frequentemente um elétrodo de calomelano saturado (baseado na reação entre o mercúrio e o cloreto de mercúrio). Um fio ortodôntico ou aparelho metálico exposto a um eletrólito, quer seja a saliva na boca ou uma saliva artificial in vitro, irá sofrer reacções electroquímicas (oxidação e redução) na sua superfície que estabelecem o seu potencial de corrosão. Assim, o potencial de corrosão de um determinado fio ortodôntico será específico para um determinado ambiente. O potencial de corrosão permite determinar se um determinado metal/liga tem maior probabilidade de corroer (anódico) ou menor probabilidade de corroer (catódico) em relação a outro metal/liga, por exemplo, entre um fio e um braquete. No entanto, a quantidade ou extensão da corrosão não é determinada pelo potencial de corrosão. Talvez mais importante seja a densidade da corrente de corrosão (Icorr), que relaciona a extensão da corrosão exibida pelo fio no seu potencial de corrosão, ou seja, a taxa de corrosão. A corrente é o fluxo de electrões (como na libertação de electrões do metal que está a ser ionizado), e a densidade de corrente representa a corrente que flui de uma determinada área de superfície.

A Fig. 1.19 compara os gráficos de polarização cíclica das ligas NiTi e Nitinol Classic NiTi.[86] As curvas de varrimento para a frente e para trás de cada liga, indicadas pelas setas, quase se sobrepõem. O valor de Ecorr é obtido por uma extrapolação das curvas anódicas (superior) e catódicas (inferior) para uma pequena densidade de corrente que desaparece. (Uma densidade de corrente de

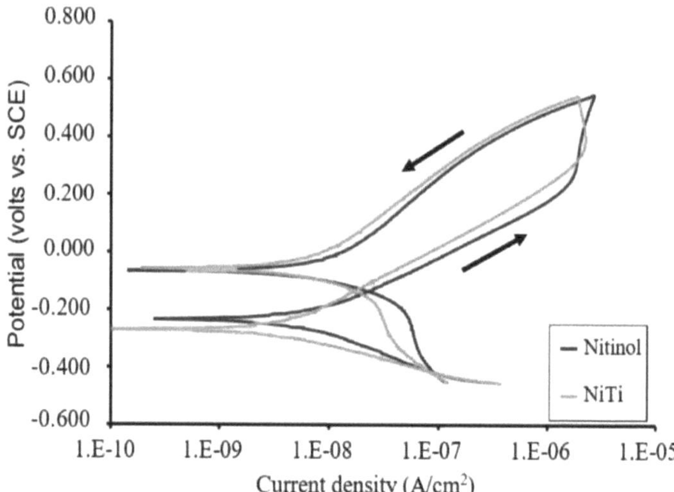

Figura 1.19 Gráficos de polarização cíclica para fios ortodônticos de Nitinol Classic não superelástico e NiTi superelástico.

O valor de Icorr é obtido como intersecção de linhas rectas para as partes curvas iniciais das curvas anódicas e catódicas perto de Ecorr (denominada aproximação de Tafel). O valor de Icorr é obtido como a intersecção de linhas rectas que se ajustam às porções curvas iniciais das curvas anódicas e catódicas perto de Ecorr (denominada aproximação de Tafel). O significado clínico de Icorr é que um fio (ou outro aparelho metálico) com uma maior densidade de corrente de corrosão libertaria um maior número de iões que poderiam ter implicações na biocompatibilidade. No entanto, os iões que são libertados e a sua proporção permanecem relativamente desconhecidos com esta técnica e devem ser determinados por análises químicas do meio de corrosão.

A estabilidade relativa de uma camada passiva também pode ser medida com testes dinâmicos de potencial. Uma liga passivada sofrerá muito pouca alteração na corrente (libertação de iões, ou seja, corrosão) em determinados potenciais superiores ao seu potencial de corrosão. O potencial ao qual a camada passiva é degradada, com um aumento substancial resultante na densidade da corrente, é denominado potencial de rutura. Os gráficos de polarização cíclica da Fig. 1.20 para fios de Cobre Ni-Ti a 27 C e de Cobre Ni-Ti a 40 C numa saliva artificial a 37 C mostram um aspeto caraterístico de histerese associado à corrosão por pite, em que as curvas de varrimento inverso estão longe de se sobreporem às curvas de varrimento direto.[86] Um maior potencial de rutura implicaria uma maior estabilidade da camada passiva nessa solução. Um resultado primário deste teste é determinar a suscetibilidade da liga à corrosão por pite, que ocorre em vários sítios localizados durante o processo de rutura. Katic et al.[87] descobriram que uma superfície nitrificada (IonGuard) melhorou a resistência à corrosão do fio NiTi, enquanto que a resistência à corrosão foi degradada por um revestimento de ródio (High Aesthetic).

Tal como existem versões especializadas da análise térmica, existem analogias para os testes electroquímicos. A espetroscopia de impedância eletroquímica (EIS) é uma técnica que aplica uma forma de onda de tensão sinusoidal em diferentes frequências e mede a corrente resultante. O procedimento experimental e a utilização da EIS para estudar as ligas de fios ortodônticos são descritos em publicações recentes desde 2010.[87,88] Assim como a resistência é a razão entre a tensão e a corrente em condições de corrente contínua (dc), a impedância é a propriedade análoga medida com o EIS, na qual a resposta da tensão alternada e da corrente alternada não será em fase. Entre as informações obtidas através do EIS estão a resistência à polarização e a caraterização da estabilidade da camada passiva.

Devido à sua maior sofisticação, o EIS tem sido utilizado com menos frequência para comparar as propriedades de corrosão dos materiais dentários em comparação com os testes potenciodinâmicos tradicionais.

Relações estrutura/propriedade em cerâmicas ortodônticas

2.1   Matérias-primas e processos de fabrico de suportes cerâmicos

Os brackets cerâmicos contemporâneos são maioritariamente feitos de alumina de alta pureza em forma de safira monocristalina (monocristalina) ou policristalina, com diferenças significativas nas suas propriedades mecânicas e ópticas. Embora existam alguns brackets de zircónia disponíveis, a sua utilização é limitada devido ao aumento do coeficiente de fricção,[8] menor transparência, uma tonalidade amarelada e menor resistência ao cisalhamento em comparação com os brackets de alumina.[1,9] Por conseguinte, este capítulo centrar-se-á nos brackets de cerâmica de alumina.

O processo de fabrico de suportes de alumina policristalina começa com a mistura de partículas de alumina (tamanho médio de 0,3 mm) com um ligante. A mistura é moldada numa forma sobredimensionada do suporte para compensar a contração após a cozedura, que ocorre a altas temperaturas (>1800 C). Durante a cozedura, o aglutinante é queimado e as partículas de alumina são sinterizadas (isto é, fusão em estado sólido sem derreter), dando ao suporte uma estrutura de alumina policristalina. Posteriormente, a ranhura é fabricada por fresagem com ferramentas de corte diamantadas e, finalmente, é aplicado um tratamento térmico especial para remover as tensões residuais resultantes da fresagem e as imperfeições superficiais criadas durante o processo de fabrico. 1 Os suportes monocristalinos são fabricados através da fresagem de barras de alumina monocristalina de elevada pureza. A fresagem é realizada por corte de diamante, corte ultrassónico ou lasers Nd:YAG. Semelhante ao processo de fabrico de suportes de alumina policristalina, é efectuado um tratamento térmico para os suportes de cristal único para remover tensões residuais. No entanto, os suportes de alumina policristalina contêm mais impurezas na sua microestrutura devido à necessidade de um aglutinante para manter as partículas unidas durante o processo de sinterização.[1]

A Fig. 2.1 ilustra alguns braquetes cerâmicos disponíveis no mercado. Num esforço para melhorar a ligação química com as resinas adesivas, são adicionadas fases vítreas nos brackets de alumina para promover a ligação com os agentes de acoplamento de silano.[10] As fases vítreas ligam-se quimicamente ao silano, que também tem uma extremidade livre que pode reagir com as resinas acrílicas. Os espectros representativos das análises de espetrometria de dispersão de energia de raios X para um suporte de alumina pura são apresentados na Fig. 2.2 (a) e para outro suporte de alumina com adições de Si e Na na Fig. 2.2 (b). No caso dos suportes de alumina policristalina, foram identificados poros internos e outros defeitos através da análise de tomografia de raios X (Fig. 2.3). Estas imperfeições podem resultar de partículas de alumina incompletamente sinterizadas, inclusões de gás e outras fontes durante o processo de fabrico.

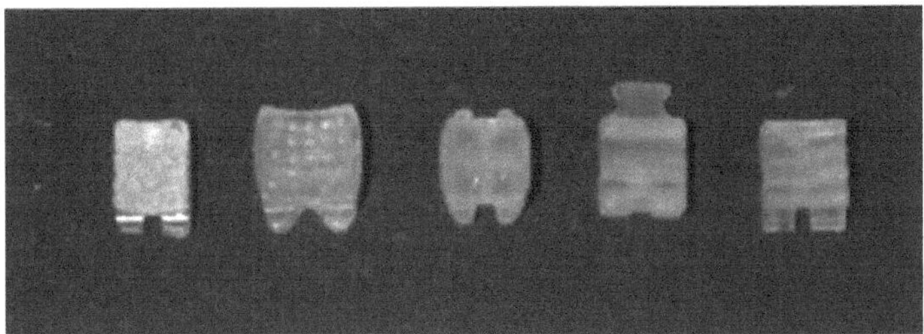

Figura 3.1 Braquetes de alumina policristalina com diferentes níveis de translucidez ótica. (Da esquerda para a direita: Inspire ICE (Ormco), Virgine (Dentalline), Clarity (3M Unitek), Maia (Natural Orthodontics), e Terga Ceramic (Royal Orthodontics)).

2.2 Propriedades ópticas de suportes cerâmicos

As propriedades ópticas dos braquetes cerâmicos são a sua maior vantagem sobre os metálicos para pacientes preocupados com a estética. Os brackets de alumina policristalina exibem uma claridade ótica inferior em comparação com os brackets de cristal único devido aos processos de dispersão da luz nos limites dos grãos, à variação do índice de refração com as direcções cristalográficas dentro dos grãos e à presença de impurezas.[1,7] Todos estes factores resultam num certo grau de opacidade. Embora o aumento do tamanho do grão tenha um efeito positivo na clareza ótica da alumina, quando o tamanho do grão atinge cerca de 30 mm, o material torna-se mais fraco. Em contrapartida, os suportes de alumina monocristalina demonstram uma excelente

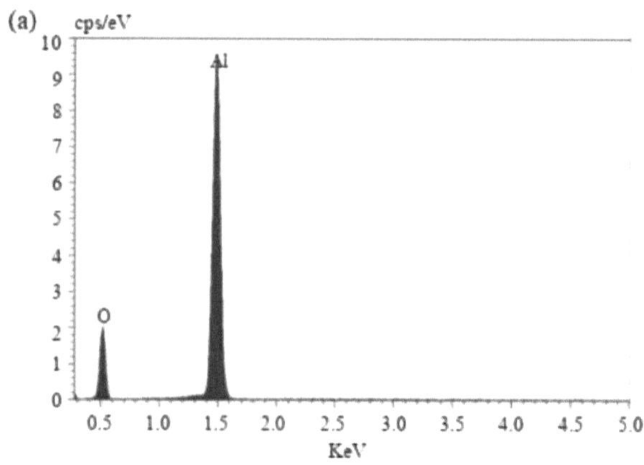

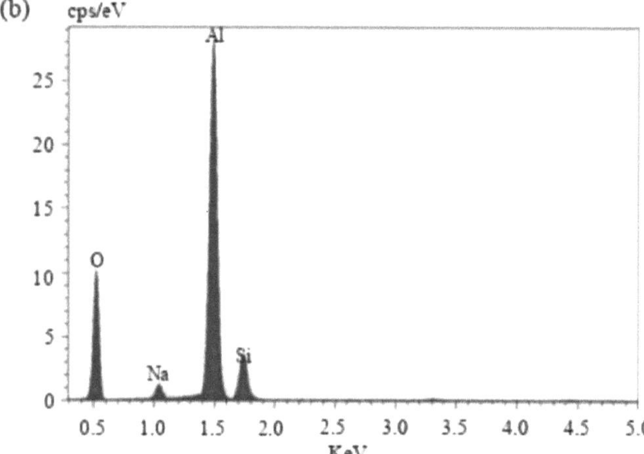

Figura 2.2 Espectros representativos de espetrometria de dispersão de energia de um suporte de alumina pura (a) e de um suporte com Si e Na na sua formulação (b).

A clareza ótica devido à ausência de limites de grão e à menor quantidade de impurezas resultantes do processo de fabrico.[10] A figura 2.4 apresenta uma comparação da transmitância direta da luz para vários suportes de alumina, sendo evidente que os suportes monocristalinos são superiores aos policristalinos.[11]

A mesma tendência foi verificada para a transmitância de luz difusa, apresentada na Fig. 2.5.[12] Ambos os tipos de suportes de alumina proporcionam uma estabilidade substancial na transmissão e reflexão da luz após envelhecimento artificial.[13]

No entanto, as propriedades ópticas dos brackets cerâmicos, para além da sua aparência estética, podem afetar negativamente as propriedades das resinas adesivas fotopolimerizáveis, dificultando a polimerização devido à dispersão da luz nos limites dos grãos e à redução da intensidade da luz que passa através da estrutura do bracket.[14] As medições no comprimento de onda de absorção ótica de pico (468 nm) do foto-iniciador canforoquinona indicaram que a transmitância direta da luz para suportes de alumina de cristal único era de cerca de 35% e inferior a 5% para

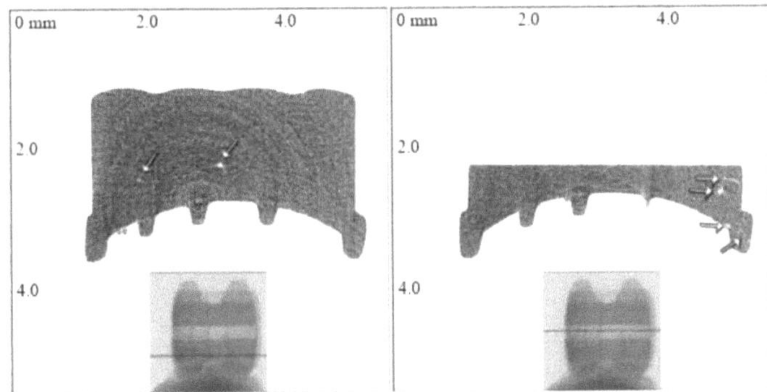

Figura 2.3 Duas camadas horizontais de um braquete cerâmico em diferentes elevações após análise por tomografia microcomputadorizada de raios X. Ambas as camadas contêm defeitos internos, indicados pelas setas. As linhas vermelhas nas figuras em anexo indicam a elevação de cada camada horizontal. As escalas vertical e horizontal são apresentadas em milímetros.

Modo de transmissão de luz direta

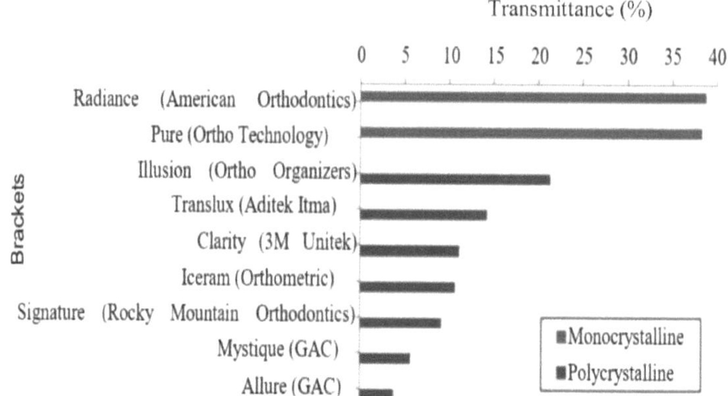

Figura 2.4 Percentagem de transmissão direta da luz para suportes cerâmicos monocristalinos e policristalinos.

No entanto, quando os mesmos produtos foram testados no modo de transmissão de luz difusa no mesmo comprimento de onda, os valores de transmissão percentual aumentaram quatro vezes para os suportes policristalinos e duas vezes para os suportes monocristalinos. Vale a pena notar que os produtos de suporte com menor transmitância de luz direta têm valores igualmente baixos de transmitância de luz difusa. Foi proposto que um valor crítico de 30-40% para a transmissão de luz através dos braquetes cerâmicos deve ser alcançado para uma polimerização adequada da resina adesiva.[1]

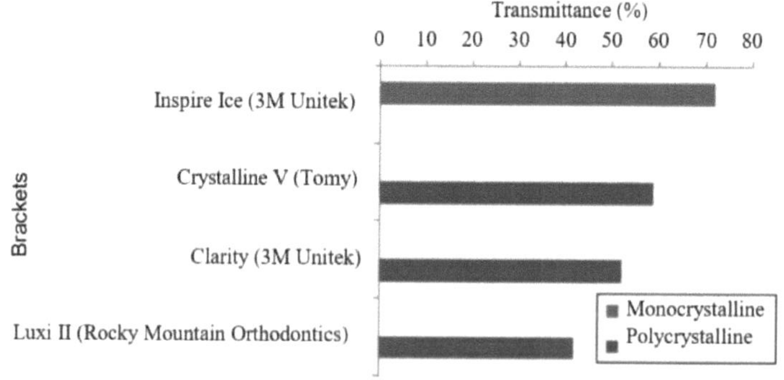

Figura 2.5 Percentagem de transmitância da luz difusa para suportes de alumina monocristalina e policristalina.

2.3 Propriedades mecânicas dos brackets cerâmicos e implicações clínicas

Os suportes de alumina têm propriedades mecânicas variáveis devido aos efeitos dos limites de grão, impurezas e defeitos internos resultantes do processo de fabrico. A Tabela 2.1 apresenta propriedades mecânicas selecionadas da alumina monocristalina e policristalina. Pode ver-se que a alumina policristalina tem valores inferiores, exceto no que se refere à resistência à fratura.

Property	Monocrystalline	Polycrystalline
Modulus of elasticity (GPa)	430	390
Bending strength (MPa)	630	280
Compressive strength (MPa)	2100e4100	2400
Tensile strength (MPa)	1800e2600	210-310
Fracture toughness K_{Ic} (MPam$^{1/2}$)	2.3	5-6

Tabela 2.1 Propriedades mecânicas da alumina monocristalina e policristalina1,10,15

2.3.1 Resistência à fratura

A resistência à fratura é a capacidade de um material resistir à falha e é designada especificamente de acordo com o modo de carga aplicada, como a tração, a compressão ou a flexão. A alumina policristalina é muito mais fraca do que a alumina monocristalina (Tabela 3.1), que é mais forte do que o aço inoxidável.[10,16] A resistência à fratura dos brackets cerâmicos é crucialmente dependente da qualidade da superfície. Ranhuras, riscos e outras imperfeições reduzirão drasticamente a resistência à fratura,[10,17,19] e, assim, o acabamento da superfície tem um efeito significativo na resistência à fratura dos brackets cerâmicos.

2.3.2 Resistência à fratura

A resistência à fratura é uma propriedade fundamental dos materiais, que indica a capacidade de absorção da energia de deformação de um material antes da fratura. Quanto maior for a tenacidade à fratura, maior será a resistência do material à propagação de fissuras. As cerâmicas cristalinas, como a alumina, têm estruturas cristalinas complexas, juntamente com ligações atómicas fortes, direcionais e covalentes. Estes factores impedem o movimento de deslocações que fornece o mecanismo para a deformação permanente dos materiais metálicos. Por conseguinte, quando os materiais cerâmicos são carregados até à sua tensão elástica máxima, as ligações interatómicas quebram-se e a fratura frágil ocorre através do mecanismo de propagação de fendas. A ausência de deformação plástica é designada por fratura frágil. A resistência à fratura da alumina é 20-40 vezes inferior à do aço inoxidável,[17,20] o que implica que é muito mais provável que ocorra uma fratura num suporte cerâmico do que num suporte metálico. Nas cerâmicas policristalinas, a propagação da fissura segue um trajeto irregular ao longo dos limites de grão mais fracos, em vez de atravessar os grãos. Consequentemente, a alumina policristalina tem maior resistência à fratura do que a alumina monocristalina.

A natureza frágil dos braquetes cerâmicos tem sido associada à maior incidência de falha dos braquetes durante o processo de descolagem após o término do tratamento ortodôntico.[18,21] A combinação da fragilidade e dureza dos braquetes cerâmicos, juntamente com a alta resistência de união ao esmalte, resulta em duas complicações clínicas significativas durante a terapia ortodôntica. A primeira é a fratura do braquete durante a descolagem, e a segunda é a fratura do esmalte durante a descolagem.[3,22]

2.3.3 Dureza

Em geral, as cerâmicas são bem conhecidas pela sua elevada dureza, e os brackets de cerâmica de alumina são muito mais duros do que os brackets metálicos e o esmalte dentário.[16] A diferença considerável de dureza induzirá um desgaste rápido do esmalte humano quando houver contacto dos dentes opostos com os brackets de cerâmica.[17,22,23] Os danos no esmalte quando os dentes opostos entram em contacto com os brackets de alumina monocristalina são mais elevados em comparação com os dos brackets de alumina policristalina.[17] Considera-se que o contacto dos dentes com os brackets cerâmicos deve ser eliminado para evitar a abrasão do esmalte humano, o que pode ser conseguido de duas formas. A primeira abordagem é a cobertura das superfícies oclusais dos brackets cerâmicos com anéis elastoméricos especiais. A segunda abordagem é a aplicação de técnicas que minimizam os efeitos adversos dos hábitos parafuncionais dos pacientes e, assim, eliminam as interferências oclusais.[16,24]

2.5 Caraterísticas de base dos brackets cerâmicos

A importância clínica da morfologia da base do braquete é dupla. A primeira está relacionada com o facto de a longevidade e a integridade da ligação adesiva ao esmalte dependerem fortemente das caraterísticas da base. A segunda está associada ao efeito das caraterísticas da base no dano ao esmalte após a descolagem dos braquetes cerâmicos, como descrito anteriormente. De um modo geral, os mecanismos de ligação que têm sido implementados pelos fabricantes são classificados em três grandes categorias:

1. Retenção mecânica por meio de rebaixos e ranhuras que permitem o encravamento;
2. Revestimento químico que aumenta a resistência da ligação por ligação química com a resina adesiva; e
3. Retenção micromecânica que utiliza caraterísticas de superfície na gama de tamanho de mícron, tais como partículas esféricas, cristais salientes e ranhuras, para aumentar a retenção com a resina.

A Fig. 2.6 ilustra exemplos da primeira estratégia do fabricante. A morfologia de base utiliza grandes reentrâncias, tais como ranhuras e rebaixos, como se mostra em (a), (c) e (e), para proporcionar a ligação mecânica à resina adesiva. Em alguns produtos comerciais, este padrão de superfície é combinado com a presença de uma camada de silano para aumentar ainda mais a força de ligação com o esmalte.[25]

A segunda estratégia emprega braquetes com uma superfície de base lisa onde a ligação com a resina adesiva depende de um revestimento químico. Uma camada de silano é aplicada na superfície e utilizada como agente de acoplamento entre a alumina inerte e a resina adesiva para promover a adesão química. Foi anteriormente referido que esta tecnologia proporcionava uma força de ligação ainda maior em comparação com a retenção mecânica.[25]

A terceira categoria utiliza uma base rugosa para proporcionar retenção micromecânica à resina adesiva,[26] como ilustrado na Fig. 2.7. A superfície é constituída por partículas esféricas, como se mostra em (a) e (b), ou por cristais de arestas vivas orientados aleatoriamente, como se mostra em (c) e (d). Este tipo de ligação micromecânica não parece proporcionar locais de concentração de tensões locais problemáticas, desenvolvendo assim uma distribuição de tensões de corte mais homogénea em toda a resina adesiva subjacente.[1]

Inicialmente, os fabricantes de braquetes cerâmicos tentaram modificar seus produtos para alcançar a maior força de adesão possível entre a resina adesiva e o esmalte, uma vez que a descolagem prematura inadvertida durante o tratamento seria um evento desagradável para o ortodontista e o paciente. No entanto, após um número crescente de relatos de fratura coesiva do esmalte após a descolagem de braquetes cerâmicos, os fabricantes modificaram o mecanismo de colagem empregando as seguintes novas estratégias:

1. Redução da retenção mecânica através da diminuição do número de elementos salientes com um aumento simultâneo do seu tamanho;
2. Combinação de um material de baixo módulo de elasticidade com o suporte cerâmico rígido para produzir uma base mais flexível para facilitar a descolagem; e
3. Eliminação da ligação química, que tinha sido efectuada anteriormente com o revestimento de silano.

Embora estas últimas estratégias tenham reduzido a incidência de fratura do esmalte, esta complicação ainda não foi eliminada. Os fabricantes centram-se frequentemente no produto

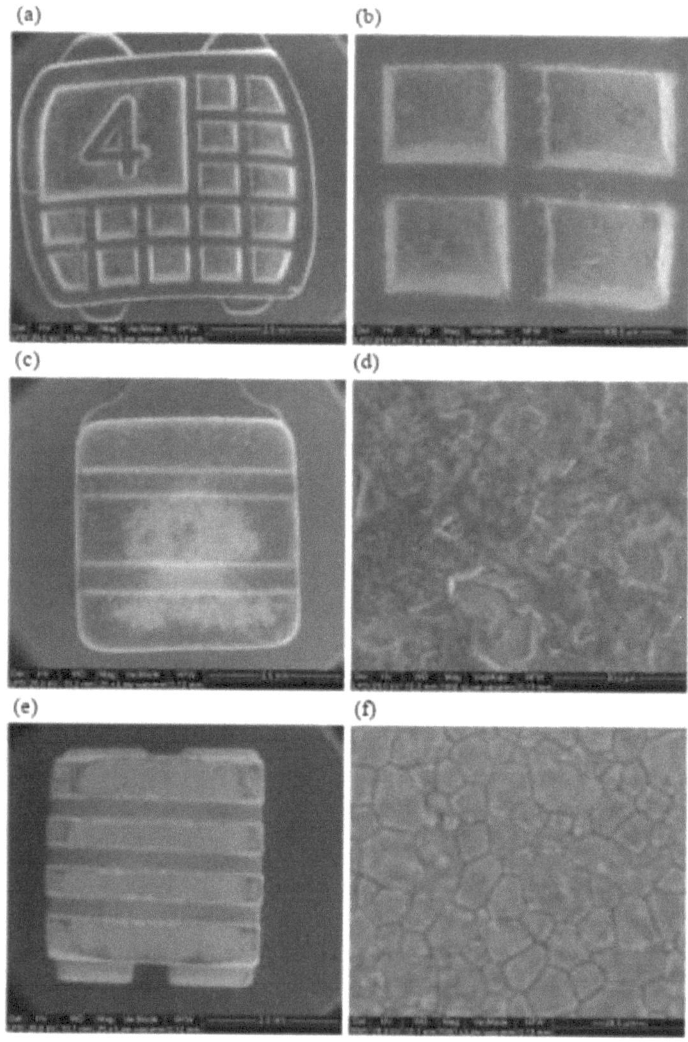

Figura 2.6 As bases dos braquetes cerâmicos apresentados em (a), (c) e (e) utilizam vários desenhos de ranhuras na superfície para aumentar a retenção mecânica da resina adesiva (ampliação original 25).(b) Detalhes das ranhuras na superfície em (a) com uma ampliação maior (ampliação original 78).(d) Detalhes da superfície

plana para (c) e (f) detalhes da superfície plana para (e), onde os limites dos grãos de alumina policristalina foram revelados (ampliação original 1000).

(a)   (b)

(c)   (d)

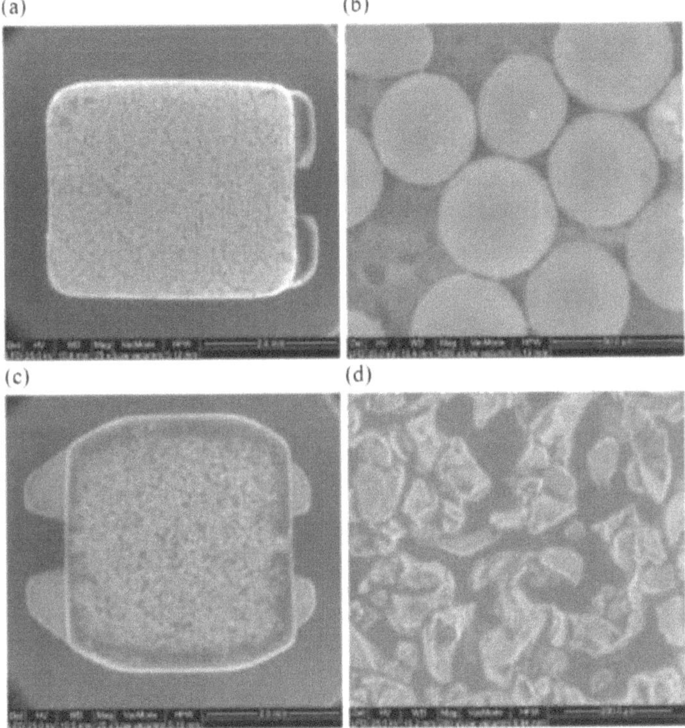

Figura 2.7 Bases de braquetes cerâmicos com superfícies rugosas, mostradas em baixa ampliação em (a) e (c), para promover a retenção micromecânica à resina adesiva. (b) Pormenores de (a), mostrando as partículas esféricas (ampliação original 1000). (d) Detalhes de (c), mostrando as protuberâncias cristalinas com bordas afiadas utilizadas para promover a retenção micromecânica (aumento original de 200). literatura sobre as caraterísticas de descolamento dos seus braquetes cerâmicos, com o objetivo de superar a publicidade negativa do passado sobre esse aspeto.1

2.6. Observações finais

Os braquetes cerâmicos tornaram-se dispositivos estéticos populares que são amplamente utilizados na prática ortodôntica. Embora ambos os tipos de braquetes de alumina estejam disponíveis comercialmente, a maioria dos braquetes cerâmicos de alumina contemporâneos é feita de alumina policristalina, em vez de alumina monocristalina. Com base na experiência clínica, os braquetes cerâmicos são caracterizados como dispositivos que permitem o controle adequado da força durante o longo período de tratamento ortodôntico, são duráveis e apresentam baixo risco de descoloração.[27] Entretanto, a quebra dos braquetes cerâmicos, associada à sua natureza frágil, é um problema inerente e pode ocorrer durante o tratamento ou no processo de descolagem.[3,28] Os fabricantes têm utilizado uma variedade de estratégias para minimizar a fratura dos brackets cerâmicos durante a descolagem. Apesar dessas preocupações, a introdução de braquetes cerâmicos de alumina foi um importante desenvolvimento que expandiu o tratamento ortodôntico contemporâneo, principalmente para pacientes adultos que estão fortemente preocupados com a estética.

Braquetes ortodônticos

3.1   Evolução e suportes tradicionais

3.1.1 Suporte de bordo original

O aparelho ortodôntico fixo multibanda edgewise, introduzido por Angle em 1928,[1] envolvia um fio labial retangular colocado em braquetes ou tubos fixados em bandas que eram cimentadas em dentes individuais. O braquete edgewise original introduzido por Angle era um braquete único e estreito com um conjunto de alças, que é inferior a um braquete duplo para controles rotacionais e de inclinação, embora produza uma força ortodôntica leve devido ao aumento da distância entre braquetes.

3.1.2 Desenhos subsequentes e suportes tradicionais em aço inoxidável

Para superar a ineficiência de um único braquete para controlar a rotação e a inclinação de um dente, foi introduzido o braquete Lewis,[2] que possuía asas de extensão mesial e distal que contactavam a parte inferior do fio. Posteriormente, foi introduzido por Swain um braquete de largura dupla com dois conjuntos de asas de ligação, que permitia um melhor controlo rotacional, bem como um melhor controlo da posição da raiz na direção mesiodistal, denominado braquete siamês (atualmente denominado braquete duplo).[3]

Depois que a técnica de condicionamento ácido foi introduzida por Buonocore[4], na década de 1950, e a colagem direta de braquetes ortodônticos ao esmalte foi introduzida por Newman[5], em meados da década de 1960, os sistemas que utilizam adesivos à base de resina tornaram-se populares na Ortodontia clínica. Tipicamente, o braquete tradicional de aço inoxidável consiste de uma base, slot(s) e asas, como mostrado na Fig. 4.2. Para alcançar um nível clinicamente adequado de resistência de união, uma variedade de desenhos de bases para braquetes metálicos tem sido empregada pelos fabricantes, tais como malha soldada, rebaixo fresado, jateado e quimicamente gravado, como observado em um artigo de revisão publicado no início dos anos 1990.[6]

3.1.3 Tamanho da ranhura do suporte

Os dois tamanhos de slot de braquete mais comumente usados são 0,018x0,025 polegadas e 0,022x0,028 polegadas. Juntamente com a largura do braquete (simples ou duplo), o tamanho do slot do braquete é de fundamental importância na ortodontia clínica, porque influencia o "jogo" entre o fio e o slot do braquete, que indica quantos graus o fio deve ser girado dentro do braquete antes que suas bordas entrem em contacto com a parede do slot. A maior largura do slot de 0,022 polegadas produz uma força ortodôntica mais leve do que o slot de 0,018 polegadas, e pode proporcionar uma força ortodôntica mais confortável no início do tratamento.

3.1.4 Aparelho de fio reto

No aparelho tradicional edgewise, a orientação da ranhura do braquete é perpendicular ao longo eixo do dente, e a espessura da base do braquete é a

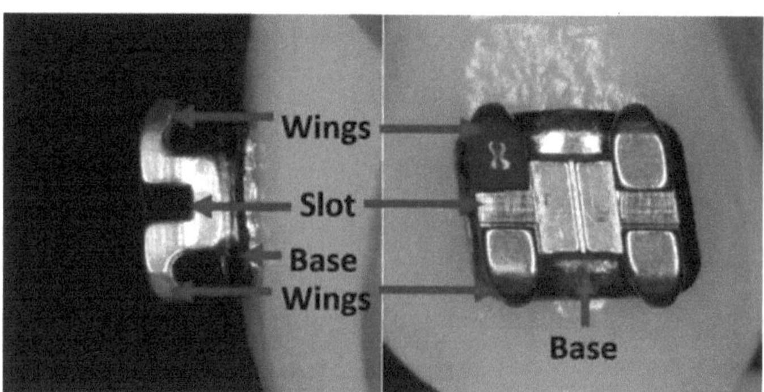

Figura 4.1 Fotografias de um suporte, mostrando a base, a ranhura e as asas.

O mesmo para todos os tipos de dentes. Durante o tratamento, são colocadas dobras no fio para posicionar individualmente cada dente na direção buco-lingual (dobras in-out ou de primeira ordem), bem como para idealizar a angulação do longo eixo do dente na direção mesiodistal (dobras de ponta ou de segunda ordem) e na direção buco-lingual (dobras de torque ou de terceira ordem).

O aparelho straight-wire (SWA) foi introduzido por Andrews através de uma série de artigos no Journal of Clinical Orthodontics em 1976. Nesse aparelho, as informações sobre a curvatura do fio são incorporadas aos braquetes, pré-ajustados para cada dente, variando a espessura da base e a angulação do slot em relação ao longo eixo do dente, tanto no sentido mesiodistal quanto no sentido vestibulolingual. A principal conquista do SWA foi simplificar o tratamento de casos ortodônticos, minimizando a necessidade da demorada dobragem de fios para acabamento e detalhamento dos casos, além de tornar o tratamento mais eficiente desde o início.

3.2 Braquete autoligado (SLB)

Desde a introdução do aparelho SPEED, inventado por Hansen no início da década de 1970[7], vários SLBs, como o Damon (Ormco) e o In-Ovation (Dentsply GAC), foram introduzidos comercialmente e adquiriram popularidade. As vantagens básicas dos SLBs envolvem a eliminação de certas utilidades ou materiais, como os módulos elastoméricos,

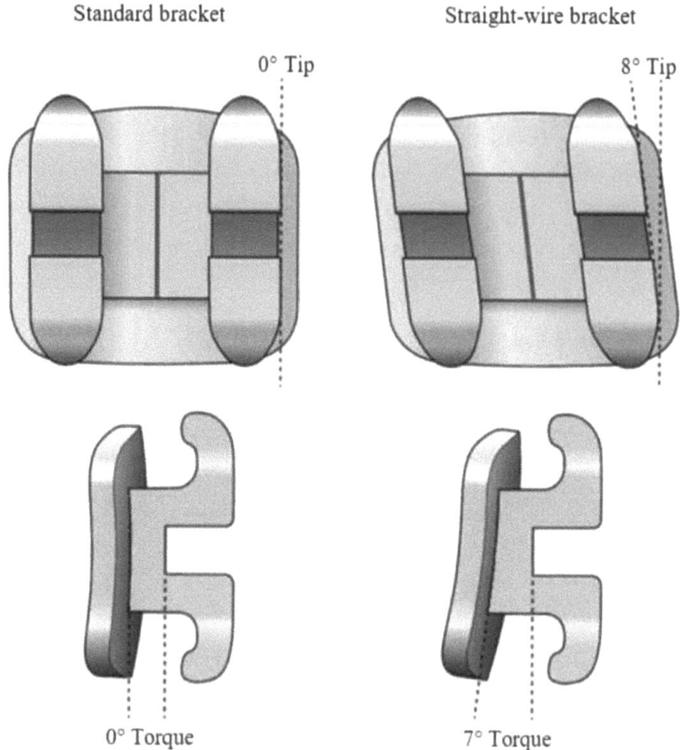

Figura 4.3 Ilustrações de um suporte padrão e de um suporte de fio reto, mostrando as prescrições para a ponta e o binário.

juntamente com o processo ou as ferramentas associadas às suas aplicações. O sistema de abertura/fecho por corrediça ou clip dos SLBs aumenta a eficiência do consultório devido à eliminação do processo de ligadura. Outras vantagens alegadas pelos fabricantes de braquetes, como maior conforto do paciente, melhor higiene oral, maior cooperação e aceitação do paciente, menor tempo de cadeira, menor tempo de tratamento e maior expansão das arcadas, também interessaram aos ortodontistas. A questão clinicamente importante de saber se o uso de SLBs aumenta a eficiência do tratamento tem sido discutida em vários artigos,[8-10] e um artigo de revisão[11] comentou sobre o futuro desses braquetes.

As SLBs foram classificadas em tipos activos e passivos. Os SLBs activos têm normalmente um clip de mola deslizante, que invade a ranhura a partir do aspeto labial e reduz o tamanho da ranhura na dimensão horizontal, colocando potencialmente uma força ativa no fio. Em contraste, os SLBs passivos têm um slide que abre e fecha verticalmente, criando assim uma superfície labial passiva que não tem a capacidade de invadir o slot e armazenar força por deflexão de um clip de metal. Um estudo concluiu que os SLBs passivos apresentam menor fricção do que os SLBs activos, e foi sugerido que o efeito de ligação do fio dos SLBs activos pode ser superior ao dos SLBs passivos.[12] Da mesma forma, observações morfológicas de espécimes de braquetes/fios mostraram que as SLBs passivas têm contactos relativamente frouxos entre as ranhuras do braquete e os fios, em comparação com as SLBs activas.

3.3   Suportes metálicos

3.3.1   Ligas tradicionais de suportes de aço inoxidável e processos de fabrico

Foi utilizada uma variedade de ligas de aço inoxidável para a produção dos componentes da asa e da base dos suportes inoxidáveis, sendo as ligas 303, 304, 316 e 17-4 PH as mais populares.[15,16]

| Passive types
(Damon Q) | Passive types
(SmartClip) | Active types
(In-Ovation R) |

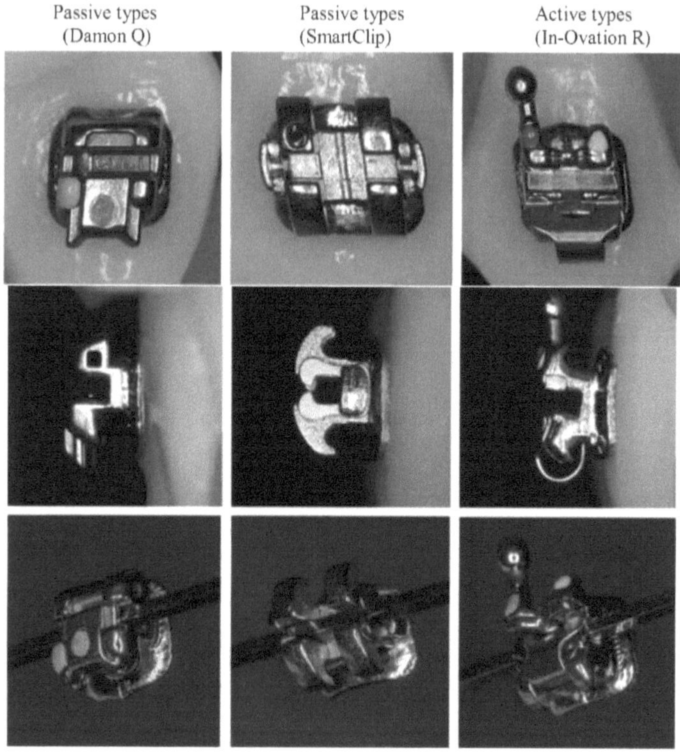

Figura 4.4 Fotografias de dois produtos SLB passivos (Damon Q e SmartClip) e de um produto SLB ativo (In-Ovation R).

Uma vez que o aço inoxidável 17-4 com endurecimento por precipitação (PH) apresenta propriedades mecânicas muito superiores às dos aços inoxidáveis austeníticos 303, 304 e 316/316L, esta liga pode ser vantajosa para braquetes no controlo do movimento dentário. No entanto, foi observada a baixa resistência à corrosão localizada dos aços inoxidáveis 304 e 17-4 PH em soluções agressivas de cloreto. 17 Como a biocompatibilidade está intimamente relacionada com as propriedades de corrosão, tem havido um interesse considerável na corrosão das ligas ortodônticas no ambiente oral e nas reações alérgicas ao níquel que ocorrem em alguns pacientes.[18-22] O aço inoxidável 2205, livre de níquel, com austenita e

ferrita
na microestrutura, tem sido utilizada para o fabrico de suportes, e é bem conhecido na ciência dos materiais de engenharia que esta liga apresenta maior dureza e menor corrosão em fendas do que os aços inoxidáveis convencionais com a estrutura austenítica.[23]

Os componentes do suporte em aço inoxidável eram tradicionalmente fabricados por fundição ou fresagem. No entanto, a fundição é muito dispendiosa, uma vez que uma grande parte do metal (w90%) é desperdiçada em sprues e canais. Da mesma forma, durante a maquinagem, até 75% da liga pode tornar-se sucata. Após a produção de ambos os componentes, a fixação das asas à base é conseguida por soldadura, para a qual é colocada uma liga de enchimento na interface base-asa. Embora a soldabilidade do aço inoxidável dependa da composição elementar específica da liga, a maioria dos aços inoxidáveis pode ser facilmente soldada utilizando diferentes famílias de ligas de enchimento que incluem ligas de prata, níquel, cobre e ouro.[24,25] Inicialmente, as ligas de enchimento à base de prata eram frequentemente utilizadas nos processos de fabrico de suportes, embora sofressem com a presença de cádmio, um elemento utilizado para melhorar a humidade e diminuir a temperatura de fusão da liga.[26,27] No entanto, este par base-asa é propenso à corrosão galvânica, induzindo a libertação iónica de cobre e zinco, que são elementos típicos das ligas de carga à base de prata. Para além das preocupações com a biocompatibilidade, a dissolução progressiva da liga de brasagem pode resultar no descolamento da asa da base durante a remoção do bracket do esmalte.[28]

Para ultrapassar esta limitação, alguns fabricantes utilizaram uma liga à base de ouro para soldar as asas à base. No entanto, neste par galvânico, as ligas de ouro eram mais catódicas do que o aço inoxidável, resultando em corrosão intra-oral das bases do bracket[29] e lixiviação de Ni,[30] o que é uma grande preocupação para a saúde do doente devido a reacções alérgicas e efeitos citotóxicos.[31] Para minimizar o par galvânico entre o aço inoxidável e a liga de brasagem de ouro, foram adoptadas ligas de soldadura à base de níquel. No entanto, não existem atualmente dados clínicos ou experimentais sobre o comportamento de corrosão destas ligas de soldadura. Em resumo, nenhuma liga de brasagem atualmente disponível pode cumprir todos os requisitos, incluindo a compatibilidade com o aço inoxidável, a resistência mecânica suficiente dos componentes unidos e a minimização do acoplamento galvânico com o aço inoxidável. O desenvolvimento de ligas de solda apropriadas para braquetes ortodônticos de aço inoxidável é uma área promissora para futuras pesquisas.

3.3.2 **Fabrico de suportes por moldagem por injeção de metal (MIM)**

No início da década de 1980, foi desenvolvido um novo método para a produção de peças metálicas, comumente conhecido como moldagem por injeção de metal (MIM)[1 4], que vem sendo adotado por fabricantes de dispositivos ortodônticos.[32] Nesse método, pós metálicos são misturados com ligantes orgânicos, produzindo uma mistura homogênea; essa mistura é então injetada em uma máquina de moldagem que fornece às peças injetadas a geometria final desejada. No entanto, a geometria é cerca de 20% sobredimensionada para compensar o encolhimento subsequente durante a fase de cozedura. O passo seguinte é a "desbobinagem", e mais de 90% do ligante é removido utilizando um solvente, calor ou uma combinação de ambos. Na fase final, as peças são sinterizadas a altas temperaturas e os suportes sofrem uma contração de até 22%, atingindo as dimensões pretendidas e mais de 97% da densidade teórica do material utilizado.[14]

O método MIM é o processo de produção mais barato para braquetes ortodônticos, devido à economia substancial de material em comparação com a fundição e a usinagem. Duas das ligas de aço inoxidável usadas para a produção de braquetes convencionais (tipos 316 e 17-4 PH) também têm sido usadas com MIM para a produção de braquetes ortodônticos. Outras ligas de ferro-cromo e cobalto-cromo também foram utilizadas.[32,33]

Como os braquetes produzidos por MIM são aparelhos de peça única, não há preocupação com o acoplamento galvânico com a liga de solda, o que ocorre com os braquetes convencionais. No entanto, deve-se ressaltar que as propriedades eletroquímicas e a biocompatibilidade podem ser muito diferentes entre as diferentes ligas, mesmo com formulações semelhantes.[34] Por outro lado, foi identificada porosidade interna em todos os braquetes comercialmente disponíveis testados, o que pode ser atribuído à retração durante a fase final.[32,33] O desenvolvimento de porosidade é um problema bem conhecido dos produtos MIM, e afecta negativamente as propriedades mecânicas e electroquímicas.[14] Um estudo anterior relatou que a dureza Vickers dos braquetes MIM variava de 154 a 287,[32] muito mais baixa do que a dureza Vickers de aproximadamente 400 para ligas de aço inoxidável usadas em braquetes convencionais. Esta diferença pode aumentar os fenómenos de desgaste que ocorrem durante a ativação do fio, especialmente quando são utilizados fios de aço inoxidável muito duros (dureza Vickers de 530-600)[35] . Embora a MIM proporcione avanços económicos e tecnológicos, será necessária uma extensa investigação clínica e laboratorial para otimizar as propriedades dos brackets ortodônticos fabricados por este processo.

3.3.3 Braçadeiras de titânio

As preocupações com a libertação de iões metálicos dos aparelhos ortodônticos e as suas consequências biológicas têm-se intensificado nos últimos anos na literatura ortodôntica e biomédica.[36] Especificamente na Ortodontia, a preocupação com a biocompatibilidade dos aparelhos contendo níquel tem chamado a atenção tanto de pesquisadores quanto de clínicos. Num esforço para ultrapassar este potencial problema, têm sido utilizadas ligas de aço inoxidável com reduzido teor de níquel e ligas ferrosas sem níquel.[14] Em alternativa, alguns fabricantes fabricaram braquetes a partir de titânio comercialmente puro (CP) e ligas de titânio,[37,38] dada a sua comprovada biocompatibilidade resultante da utilização noutras aplicações biomédicas, excelente resistência à corrosão e propriedades mecânicas adequadas.

Os produtos comercialmente disponíveis seguiram duas estratégias diferentes: um suporte de titânio CP de unidade única (monolítico) produzido por maquinação de peças em bruto forjadas e laminadas[37] e um suporte de dois componentes fabricado a partir de Ti CP (base) e Ti-6Al-4V (asa), com a base e a asa unidas por soldadura a laser. Embora fabricados com materiais semelhantes, estudos anteriores relataram diferenças substanciais nas caraterísticas estruturais e morfológicas devido aos diferentes processos de fabrico que envolvem maquinagem ou soldadura a laser. Este último desenvolveu grandes lacunas ao longo da interface entre a base e a asa, o que suscita preocupações quanto à resistência mecânica da junta. A baixa resistência mecânica pode facilitar a descolagem da asa sob as cargas aplicadas por um fio ativado durante o tratamento ou a remoção do bracket no final da terapia ortodôntica.

Os ensaios convencionais de dureza Vickers forneceram informações específicas
sobre a asa dura e a base macia dos suportes soldados a laser e revelaram que o
titânio de unidade única

Product	Manufacturer	Manufacturing process/bracket type	Base	Wing
Orthos2	Ormco	Wing and base joined by laser welding	165 (2)	371 (22)
Rematitan	Dentaurum	Single unit bracket	270 (16)	272 (4)

tem uma dureza intermédia, como mostra a Tabela 3.1.[37] Valores de módulo de
elasticidade (não disponíveis no ensaio de dureza Vickers tradicional) e dureza
obtidos pelo ensaio de nanoindentação para outros suportes comerciais, juntamente
com a composição

**Tabela 3.1 Dureza Vickers (valores médios e desvios-padrão entre parênteses)
para a base e a asa dos suportes de Ti**

Product	Manufacturer	Hardness (GPa)	Elastic modulus (GPa)	Composition (EDS)
Victory series	3M Unitek	5.5	261.1	Stainless steel (17-4 PH)
Mini Uni-twin	3M Unitek	6.9	289.2	Stainless steel
Avex MX	Opal orthodontics	5.1	234.5	Stainless steel (17-4 PH)
Equilibrium tI	Dentaurum	3.3	137.4	Pure Ti

**Tabela 3.2 Comparação das propriedades mecânicas dos suportes metálicos
obtidas no ensaio de nanoindentação**

As informações inferidas a partir de análises de espetrometria de dispersão de
energia de raios X (EDS) são apresentadas na Tabela 3.2. Os fabricantes geralmente
não divulgam informações detalhadas sobre a composição e as propriedades
mecânicas dos braquetes, e estas medições de dureza Vickers e de nano-dentação

também permitem fazer inferências sobre as ligas dos braquetes.

3.3.4 Suportes metálicos e imagiologia médica

Vale ressaltar que os braquetes ortodônticos metálicos, devido às suas propriedades magnéticas, podem apresentar problemas na ressonância magnética (RM), levando à distorção da imagem na região facial. A influência dos materiais dentários na RM foi discutida e foram sugeridas diretrizes[39] para a remoção de braquetes ortodônticos e outros aparelhos ortodônticos antes da realização da RM no paciente.

3.4 Suportes estéticos

3.4.1 Suportes cerâmicos

Muitos materiais ortodônticos são formados por metais, que normalmente apresentam propriedades mecânicas superiores às de outros materiais; no entanto, existem preocupações estéticas com os materiais ortodônticos metálicos. Influenciados pela demanda do público, os braquetes estéticos feitos de cerâmica e plástico passaram a ser amplamente utilizados na Ortodontia clínica.

Após a introdução dos braquetes de alumina policristalina no final dos anos 80, estão disponíveis comercialmente braquetes de alumina policristalina e monocristalinos. Embora os braquetes cerâmicos apresentem uma excelente estética, com um aspeto transparente ou branco leitoso, existem deficiências como a fratura ocasional do braquete ao atar a ligadura e a fratura devido às forças do fio, juntamente com o desgaste do dente durante o tratamento e a fratura do esmalte na descolagem.

Estas preocupações surgem do carácter frágil[40,41] e da elevada dureza da cerâmica. O leitor é também aconselhado a rever os estudos de falha de ligação e descolagem para os brackets de cerâmica.[42,44] A Tabela 3.3 compara as propriedades mecânicas dos braquetes de alumina e dos braquetes de plástico disponíveis no mercado.

Alguns ortodontistas podem considerar que as propriedades mecânicas mais elevadas dos brackets de cerâmica são vantajosas para o controlo do movimento dentário. Os brackets de cerâmica têm também uma absorção mínima de água e demonstram melhores propriedades mecânicas e biocompatibilidade ao longo do período de tratamento, em comparação com os brackets de plástico.

Os suportes de alumina monocristalina, que são mais transparentes e, consequentemente, mais estéticos, além de terem maior resistência, do que os suportes de alumina policristalina, apresentam baixa resistência à fratura, devido à falta de limites internos de grão, à presença de poros e aos danos de maquinação resultantes da fresagem.

Um estudo recente relatou que as asas de suporte de um suporte de alumina monocristalina não podiam ser fracturadas por ensaios de tração no protocolo utilizado, embora as asas de suporte dos suportes de alumina policristalina fossem fracturadas.

Os brackets de alumina comercialmente disponíveis têm uma variedade de morfologias de base, que influenciam a sua força de ligação às superfícies de esmalte.[46] Os primeiros brackets cerâmicos tinham bases tratadas com silano, quimicamente retentivas, para aumentar as pontes moleculares entre a base e a resina composta. O silano é o

Product	Manufacturer	Hardness (GPa)	Elastic modulus (GPa)	Compositional information claimed by manufacturer
Clarity	3M Unitek	36.8	511.2	Polycrystalline alumina
Avex CX	Opal orthodontics	31.8	523.1	Polycrystalline alumina
Inspire Ice	Ormco	32.7	534.6	Single-crystal alumina
Sprit	Ormco	0.3	5.4	Polycarbonate
Elation	Dentsply GAC	0.2	3.5	Polycarbonate/polyethylene terephthalate composite

Tabela 3.3 Comparação das propriedades mecânicas dos suportes estéticos obtidas no ensaio de nanoindentação

Agente de ligação entre as partículas de carga inorgânica e a matriz polimérica do adesivo de resina composta. No passado, o esmalte era frequentemente fracturado durante a descolagem de brackets de alumina, devido à força de ligação significativamente mais elevada e à falta de deformação da base do bracket. Para reduzir a fratura do esmalte, é atualmente utilizada a retenção mecânica para os brackets de cerâmica de alumina.[47]

Tem havido interesse nos brackets de zircónia devido à possibilidade de alcançar valores muito mais elevados de resistência à fratura do que os brackets de alumina policristalina. No entanto, a investigação por difração de raios X de um produto de suporte de zircónio revelou uma resistência à fratura muito inferior devido à presença de zircónio cúbico indesejável na microestrutura.[28] A utilização de brackets de zircónia tem sido limitada pela estética inferior[48,49] em comparação com os brackets de alumina.

3.4.2 Suportes de plástico

Uma discussão extensa sobre os anteriores brackets de plástico (policarbonato) foi apresentada num capítulo anterior do manual.[28] O uso clínico de braquetes de plástico tem continuado devido ao desejo dos pacientes por um tratamento estético.[50,51] Um estudo recente relatou que os braquetes de plástico apresentaram desempenho clínico e aparência estética adequados durante o período de tempo estudado.[52]

A primeira geração de braquetes de plástico tinha problemas com a capacidade de torque[53] e deformação por fluência excessiva quando submetida a cargas de torção geradas por fios activados nos dentes.[54] fratura[55,56] e preocupação com a descoloração[57] também foram relatadas para a primeira geração de braquetes de plástico, e as implicações clínicas[58] com os primeiros braquetes de plástico foram discutidas. Os fabricantes introduziram braquetes de policarbonato reforçados com cerâmica e fibra de vidro, bem como braquetes de policarbonato com inserção metálica, para aliviar as deficiências de torque e deformação por fluência. Foram também utilizadas novas sínteses para ultrapassar a descoloração esteticamente desagradável. Os brackets de plástico atualmente disponíveis ainda têm alguns problemas relacionados com a diminuição da dureza e da resistência ao desgaste, o amolecimento intra-oral, bem como uma estabilidade de cor clinicamente inaceitável a longo prazo devido à luz ultravioleta e aos resíduos alimentares. Atualmente, considera-se que a utilização de brackets de plástico sem um encaixe metálico é inadequada para fornecer a quantidade de torque desejável no ambiente clínico. Foram propostos desenvolvimentos futuros interessantes para os brackets de plástico.[59]

3.5 Evidências sobre o tratamento com aparelhos autoligáveis e linguais

3.5.1 Duração e resultados do tratamento com braquetes autoligáveis

Uma das alegações de marketing mais utilizadas pelos fabricantes nos primeiros anos da autoligadura foi a diminuição da duração do tratamento, devido à hipotética superioridade desses braquetes com base no atrito. No que diz respeito à duração do alinhamento dentário inicial, uma recente meta-análise em rede[83] não encontrou nenhuma diferença estatisticamente significativa entre os braquetes autoligáveis e os convencionais. De facto, os brackets convencionais foram classificados como o sistema mais eficaz em termos de alinhamento, seguidos pelo In-Ovation-R, Damon e SmartClip.

No que diz respeito à duração global do tratamento, desde a colagem até à descolagem, a evidência de seis ensaios[84-89] indica que o tratamento com SLBs demora, em média, mais 1,24 meses [intervalo de confiança (IC) de 95% ¼0,01-2,50 meses; p ¼ .05]. Embora esta diferença esteja à beira da significância estatística, não tem qualquer relevância clínica prática para o doente médio (Fig. 4.5). O número de consultas necessárias para completar o tratamento ativo foi também minimamente afetado pelo tipo de braquete, uma vez que os SLBs foram associados a mais 0,40 consultas do que os SLBs.

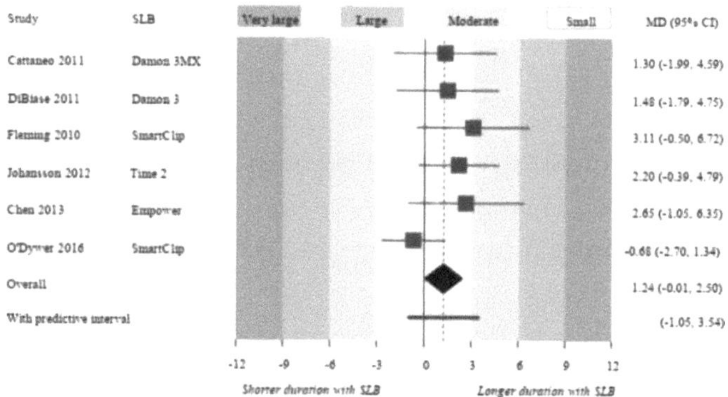

Figura 3.5 Gráfico de floresta para a meta-análise relativa à duração total do tratamento com braquetes autoligáveis (SLBs) e braquetes convencionais. Os resultados são apresentados como diferença média (MD) e os respectivos intervalos de confiança de 95% (IC). A linha horizontal grossa vermelha mostra o intervalo de previsão de 95%, que incorpora a heterogeneidade existente e dá uma gama de valores possíveis numa aplicação futura.

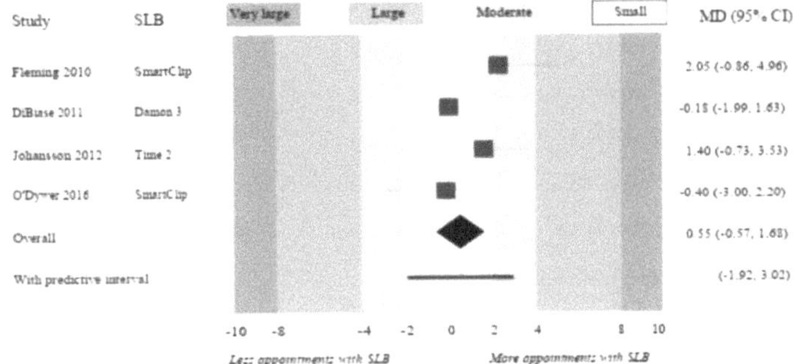

Figura 3.6 Gráfico de floresta para a meta-análise relativa ao número total de consultas necessárias durante o tratamento com braquetes autoligáveis (SLBs) e braquetes convencionais. Os resultados são apresentados como diferença média (MD) e os respectivos intervalos de confiança de 95% (IC). A linha horizontal grossa vermelha mostra o intervalo de previsão de 95%, que incorpora a heterogeneidade existente e dá uma gama de valores possíveis numa aplicação futura.

braquetes ligados convencionalmente (IC 95% ¼ 0,57 a 1,68 marcações; p > 0,05), o que não foi estatística nem clinicamente significativo (Fig. 4.6).

Os resultados do tratamento entre pacientes tratados com braquetes autoligáveis e convencionais foram avaliados através da análise do alinhamento geral dos dentes, das alterações em vários índices de gravidade da má oclusão e das alterações da arcada dentária nos três planos. De acordo com as evidências existentes, não foram observadas diferenças significativas em relação ao alinhamento dentário, ao resultado dos índices oclusais (índice PAR ou ICON) e à alteração da inclinação dos incisivos durante o tratamento. Por outro lado, diferenças estatisticamente significantes entre braquetes autoligáveis e convencionais foram observadas para as larguras intercaninos e intermolar após o tratamento. Os SLBs foram associados a uma largura intercaninos ligeiramente menor (diferença de 0,54 mm; 95% CI ¼ 0,018-0,89 mm) e uma largura intermolares ligeiramente maior (diferença de 0,53 mm; 95% CI ¼ 0,009-0,98 mm) em comparação com os braquetes convencionais. No entanto, essas diferenças têm pouca relevância clínica, enquanto a forma do arco e as dimensões do fio devem ser o principal fator de influência. Finalmente, o fechamento de espaço sempre foi alegado pelos fabricantes como uma das vantagens mais importantes da autoligadura, pois o "baixo atrito" do braquete permite que ele deslize livremente ao longo do fio. No entanto, uma revisão sistemática com meta-análise sobre fechamento de espaço não encontrou nenhuma diferença estatisticamente significativa na taxa de fechamento de espaço entre braquetes autoligáveis e convencionais.[90]

3.5.2 Braquetes autoligáveis - tratamento dos efeitos secundários e observações finais

A evidência existente indica que a dor e o desconforto, bem como o consumo de analgésicos durante a primeira semana após a colocação do fio, são semelhantes entre pacientes tratados com braquetes autoligáveis ou convencionais.[81] A reabsorção radicular apical externa durante o tratamento também foi considerada independente do tipo de braquete utilizado, pois não foram encontradas diferenças estatisticamente significativas. No que diz respeito às falhas de braquetes, existem relatórios contraditórios, com alguns investigadores a não encontrarem diferenças nas falhas de braquetes,[89,91] enquanto outros relatam maiores falhas de braquetes para SLBs.[92] No entanto, a maioria dos investigadores concorda que as diferenças na falha da ligação entre os vários sistemas de braquetes se devem principalmente ao design do braquete e, especialmente, à sua espessura.

As evidências clínicas indicam que, para além da poupança no tempo de cadeira, os SLBs não parecem ter quaisquer vantagens consideráveis sobre os braquetes ligados convencionalmente, embora estejam associados a uma duração de tratamento ligeiramente mais longa. Por conseguinte, a escolha do tipo de braquete continua a depender da preferência pessoal do ortodontista e de factores relacionados com a relação custo-eficácia e a gestão da clínica.

3.5.3 Duração e resultados do tratamento com aparelhos linguais

Embora os aparelhos linguais existam na sua forma atual há mais de uma década, é notável a falta de provas clínicas sólidas provenientes de ensaios clínicos aleatórios e controlados bem concebidos. Por conseguinte, não é possível efetuar qualquer comparação no que diz respeito à duração do tratamento ou ao número total de consultas.

No que diz respeito às alterações na arcada dentária, as evidências de dois ensaios clínicos randomizados[93,94] indicam que os aparelhos linguais estão associados a um ligeiro aumento na largura intercaninos (aumento de 0,62 mm; IC 95% ¼ 0,08-1,16 mm; p <

.05) e uma ligeira diminuição da largura intermolar (diminuição de 0,82 mm; IC 95% ¼

2,45 mm de redução para 1,19 mm de aumento; p > 0,05) após o tratamento em comparação com os aparelhos convencionais (labiais), embora apenas a primeira tenha sido estatisticamente significativa (Fig. 3.7). No entanto, assim como as diferenças na largura do arco dos aparelhos SLBs, essas pequenas diferenças são pouco relevantes do ponto de vista clínico, enquanto a forma do arco e a dimensão dos arcos escolhidos têm um papel mais importante. Curiosamente, um estudo piloto constatou que os aparelhos linguais proporcionaram uma vantagem considerável na preservação da perda de ancoragem sagital do primeiro molar superior durante o fechamento do espaço.[95] Nesse estudo, os pacientes tratados com aparelhos linguais mostraram uma redução na perda de ancoragem do molar de 0,82 mm (IC 95% ¼ 0,56e1,09 mm; p < 0,05) em comparação com os pacientes tratados com aparelhos vestibulares (Fig. 3.8). Uma possível explicação para esse fato é a maior rigidez do fio[96] ou considerações biomecânicas referentes à relação do braquete com o centro de resistência do dente.[71] Entretanto, como esses resultados são provenientes de um pequeno estudo piloto, são necessárias evidências adicionais para confirmação.

3.5.4 Tratamento dos efeitos secundários dos brackets linguais e observações finais

Uma das maiores vantagens dos aparelhos linguais diz respeito à sua superioridade estética, pois são significativamente menos notados por outras pessoas. Por outro lado, existem mais efeitos secundários subjectivos a curto prazo, relacionados com a dor e o desconforto oral (3 ensaios[97-99] ; Fig. 3.9), perturbações do sono, dificuldades na fala e evitamento de

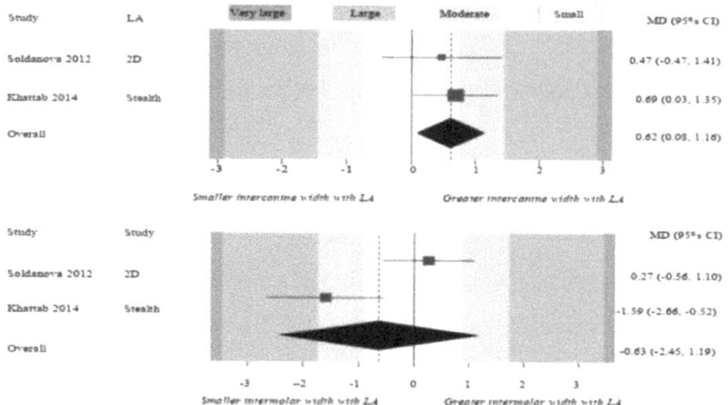

Figura 3.7 Gráfico de floresta para a meta-análise sobre a duração das alterações na largura da arcada dentária com aparelhos linguais (LAs) e aparelhos labiais convencionais (em cima: largura intercaninos; em baixo: largura intermolares). Os resultados são apresentados como diferença média (DM) e os respectivos intervalos de confiança (IC) de 95%.

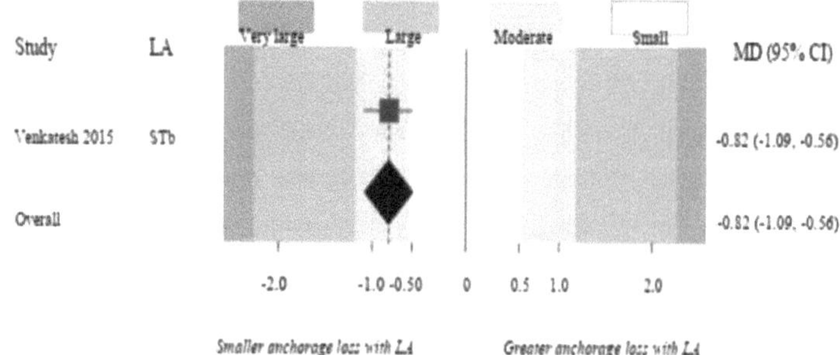

Figura 3.8 Forest plot para a meta-análise sobre a perda de ancoragem sagital do primeiro molar durante o fechamento do espaço após a extração de prémolares com aparelhos linguais (LAs) e aparelhos labiais convencionais. Os resultados são mostrados como diferença média (MD) e os respectivos

intervalos de confiança de 95% (IC).

Certos tipos de actividades. Problemas alimentares também foram relatados em pacientes tratados com aparelhos linguais, embora a maioria desses resultados tenha sido obtida a partir de um único estudo de cada vez.82 Finalmente, o tratamento com aparelhos linguais tem sido fortemente associado a uma diminuição estatisticamente significativa da incidência e da severidade da desmineralização ortodôntica ("lesões de manchas brancas") da superfície do dente, em comparação com os aparelhos vestibulares convencionais (reanálise de 100 dados brutos publicados). Uma explicação geralmente

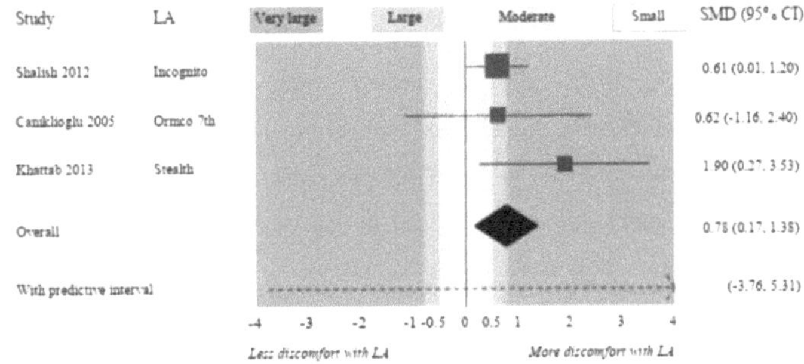

Figura 3.9 Gráfico de floresta para a meta-análise referente ao desconforto oral com aparelhos linguais (LA) e aparelhos labiais convencionais. Os resultados são apresentados como diferença média padronizada (DMP) e os respectivos intervalos de confiança (IC) de 95%. A linha horizontal pontilhada vermelha mostra o intervalo de previsão de 95%, que incorpora a heterogeneidade existente e fornece uma gama de valores possíveis numa aplicação futura.

Sugere-se que o menor risco de cárie com aparelhos linguais é a limpeza mecânica feita pela língua nas superfícies linguais/palatinas dos dentes, embora as evidências

91

sugiram que os pacientes com aparelhos linguais tinham pior higiene oral do que os pacientes com aparelhos vestibulares.[82] Outra explicação mais viável é o aumento do fluxo de saliva nas superfícies lingual/palatina dos dentes, que mantém o pH elevado e tem um papel protetor no esmalte dentário.[101]

Atualmente, não existe evidência suficiente para fazer recomendações sólidas sobre os aparelhos ortodônticos fixos linguais, no que diz respeito aos seus efeitos terapêuticos ou adversos. Existe apenas um pequeno número de ensaios de alta qualidade, sendo que a maioria deles tem sérias limitações metodológicas, o que impede que se tirem quaisquer conclusões. São necessários ensaios clínicos randomizados e controlados paralelos para realizar uma comparação robusta entre os aparelhos ortodônticos fixos linguais e labiais, e estes devem ser preferidos a um desenho não randomizado, uma vez que se observou uma clara evidência de viés neste último. O ideal é que esses estudos sigam o estado do Consolidated Standards of Reporting Trials (CONSORT)[102] e que se concentrem em resultados de longo prazo relativos à conclusão do tratamento ortodôntico, possivelmente incluindo o período de contenção. O foco principal deve ser colocado em medidas objectivas de efeitos terapêuticos (como a satisfação do paciente e a qualidade de vida, a qualidade da oclusão final medida usando o Sistema de Classificação Objetiva do American Board of Orthodontics, a duração do tratamento e a recidiva) ou efeitos adversos (incluindo reabsorção radicular, lesões de manchas brancas, recessões gengivais, dor oral, desconforto oral, comprometimento funcional e custo do tratamento). Finalmente, uma limitação séria dos ensaios existentes é o facto de a maioria deles ter usado aparelhos linguais pré-fabricados ou individualizados, mas não ambos. Os braquetes e fios individualizados, feitos à medida, baseados num planeamento de tratamento específico para cada paciente, são certamente diferentes dos pré-fabricados, pelo que os ensaios futuros devem ter em consideração este fator de confusão.

Produtos de níquel-titânio na prática ortodôntica quotidiana

3.1 Primeira fase: NivelamentoZalinhamento

Clinicamente, não existe um único fio que possua todas as qualidades desejadas e necessárias para todas as etapas do tratamento ortodôntico. A escolha do fio ideal varia de acordo com o tipo de ligadura e com o sistema de braquetes, e deve ser decidida caso a caso.[6]

Os arcos de alinhamento devem ser biocompatíveis e, idealmente, ter as seguintes propriedades

1. baixa rigidez para proporcionar forças leves na ativação,
2. bom alcance para poder maximizar as activações e o comportamento elástico ao longo de semanas ou meses,
3. elevada resistência e resistência à deformação permanente,
4. Facilidade de ligação a aparelhos fixos dentro de um prazo razoável, e
5. baixo custo.[7,8]

Os fios de aço inoxidável multiestriados, bem como as ligas de NiTi estáveis e activas, parecem preencher estes requisitos ideais. Os fios poliméricos estéticos recentemente desenvolvidos (no início da década de 2000) devem ser melhorados de modo a sofrerem uma baixa relaxação de tensão e serem capazes de sofrer grandes deflexões sem deformação permanente ou fissuração.[9]

Atualmente, os fios de NiTi superelásticos e térmicos são normalmente utilizados. Uma classificação mais abrangente inclui (1) os fios de NiTi estabilizados com martenslta, que não sao superelasticos, mas demonstram rigidez reduzida, excelente alcance e alto retorno elástico em comparação com o aço inoxidável; (2) os fios NiTi austenítico-activos e superelásticos; (3) os fios NiTi martensítico-activos activados pelo calor, incluindo o produto comercial cobre-níquel-titânio (CuNiTi); e (4) os fios NiTi martensítico-activos de força graduada.[10,11]

A superelasticidade em ortodontia foi descrita pela primeira vez para o NiTi japonês, que fornece uma força quase constante ao longo de uma grande parte do intervalo de desativação, ou seja, a tensão permanece quase constante apesar da alteração da deformação dentro de um intervalo específico. [12] Os fios superelásticos, no estado austenítico-ativo, sofrem uma transformação martensítica por deformação mecânica. A energia que é armazenada na rede pela transformação da austenite em martensite induzida por tensão é continuamente libertada durante a desativação e mantém o nível de força, apesar de o fio estar desativado.

Um fio de NiTi superelástico tem vantagens clínicas em relação a um fio de NiTi flexível endurecido por trabalho (estabilizado por martensite) apenas se o ponto de trabalho se situar no patamar superelástico. Um platô superelástico estreito, começando num nível de deflexão elevado, pode não ser clinicamente útil. [13,14] Quando um fio NiTi superelástico é deformado, ele é primeiro deformado de forma elástica no estado austenítico. Durante esta fase, a lei de Hooke pode ser utilizada para descrever a relação entre a tensão e a deformação. À medida que a deformação e a tensão aumentam, inicia-se a transformação da austenite em martensite e o comportamento elástico torna-se não linear. Esta transformação pode ser incompleta no engate do fio, quando o fio é descarregado. Na gama superelástica, as curvas de carga para ativação e desativação são quase paralelas, mas em níveis diferentes (denominada histerese). O fio regressa à fase de austenite, fornecendo forças leves e contínuas. [15]

Uma implicação clínica da diferença entre as curvas de carga e descarga é que as forças exercidas pelos arcos super elásticos de NiTi podem ser aumentadas removendo-se e atando-se novamente o mesmo fio. No entanto, se as forças devem ser mantidas no nível mais baixo possível, o fio deve ser deixado no sistema de braquetes. Adicionalmente, a superelasticidade permite que o ortodontista utilize fios de NiTi com maiores dimensões de secção transversal nos estágios iniciais do tratamento para realizar várias tarefas simultaneamente, como correção de rotação, inclinação, nivelamento e torque. 16 Os produtos superelásticos de NiTi são relativamente insensíveis a ativações imprecisas dentro dos platôs superelásticos, o que facilita suas ativações clínicas quando comparados a outras ligas de fios.

A transformação da austenite em martensite pode também ocorrer como resultado da diminuição da temperatura, o que se designa por transformação martensítica termoelástica. Existe assim uma forte inter-relação entre a temperatura e a tensão, no que respeita à indução da martensite: uma diminuição da temperatura é equivalente a um aumento da tensão.[17] Os fios térmicos de NiTi são ligas martensíticas activas e exibem um efeito de memória de forma induzido termicamente.[10] Nestes fios, as temperaturas de transformação da martensite em austenite ocorrem na região da temperatura ambiente oral.[18] No entanto, alguns destes fios de NiTi não têm as temperaturas de transformação corretas para exibir superelasticidade à temperatura corporal.[19] Além disso, os intervalos de temperatura de transformação podem ser deslocados para temperaturas mais elevadas quando é induzida tensão.[20]

Foram descritas várias tentativas na literatura para a caraterização comparativa dos plateaus para produtos de NiTi. Foi proposta uma linha de regressão ligando a força máxima e a força a 0,5 mm de ativação.[21] Outra proposta foi o rácio superelástico, que relacionava os declives máximo e mínimo das curvas de desativação. De acordo com este rácio, o fio superelástico ideal deveria apresentar um rácio de infinito e um fio de aço de aproximadamente um. Estes autores afirmam que os fios com um rácio superior a oito devem ser considerados superelásticos.[14] Uma modificação deste rácio superelástico é o algoritmo superelástico, que permite identificar a extensão e o nível de força do plateau clinicamente relevante através de um cálculo matemático.[22]

Uma grande diferença entre os fios NiTi superelásticos e térmicos está nos seus níveis de força. Os fios termicamente activos produzem forças de trabalho significativamente mais baixas do que os fios superelásticos do mesmo tamanho. Por essa razão, os fios NiTi térmicos podem ser preferidos aos fios superelásticos durante a fase de alinhamento. O risco de gerar forças excessivas com o encaixe total do bracket é diminuído com estes fios, e a reativação frequente é desnecessária, uma vez que estes fios funcionam durante mais tempo. No entanto, na mecânica convencional com fio reto, recomenda-se o uso de fios superelásticos, uma vez que um fio térmico seria incapaz de superar as forças de atrito devido às ligaduras.[23]

4.1.1 Investigações in vitro

As propriedades mecânicas dos fios ortodônticos podem ser obtidas a partir de quatro tipos básicos de ensaios laboratoriais: tensão, flexão, torção e deflexão. As propriedades de deflexão de carga dos fios, que são consideradas os parâmetros mais importantes para determinar a natureza biológica da movimentação dentária, são obtidas por meio de ensaios clássicos de flexão em três pontos (Fig. 4.1). Para fios rectangulares, estes ensaios são realizados de modo a que a força seja aplicada perpendicularmente ao lado da fita do fio. A curva de descarga é a curva de interesse para a movimentação ortodôntica dos dentes. Nos fios superelásticos, essa curva é caracterizada por um platô de descarga quase horizontal, o que mostra que esses fios de NiTi são capazes de exercer forças constantes em uma determinada faixa de deflexão.[18,23,27] Modificações desse ensaio incluem o teste de flexão com três braquetes (Fig. 4.2)[14,26,28] e configurações experimentais incorporando mais de três braquetes no mesmo plano espacial (Fig. 4.3).[24,29] Os braquetes podem ser posicionados num typodont dentário, simulando um desalinhamento dos dentes.[6,18]

O uso de braquetes nesses testes permitiu a variabilidade na inter-relação entre braquetes, fios e métodos de ligadura. No entanto, os testes introduziram um modo mais restrito de flexão como consequência da ação inerente do atrito e da

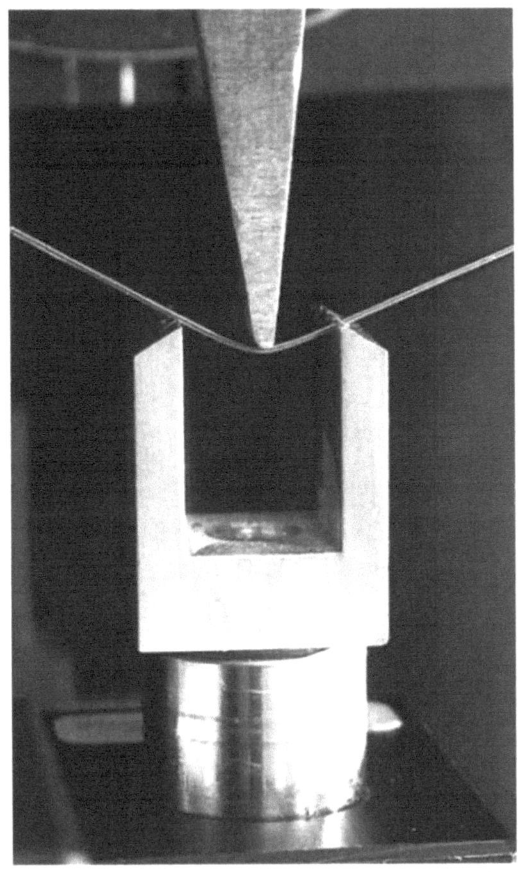

Figura 4.1 Os ensaios de flexão de três pontos são utilizados para determinar as propriedades de deflexão de carga dos arcos.

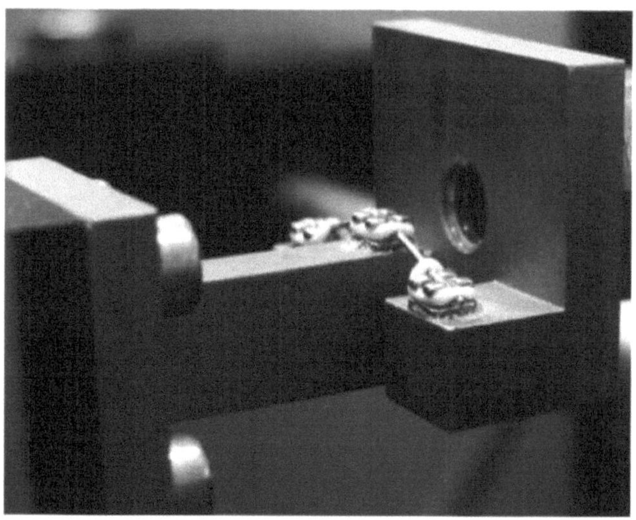

Figura 4.2 O ensaio de flexão com três suportes é uma modificação do ensaio de flexão com três pontos.

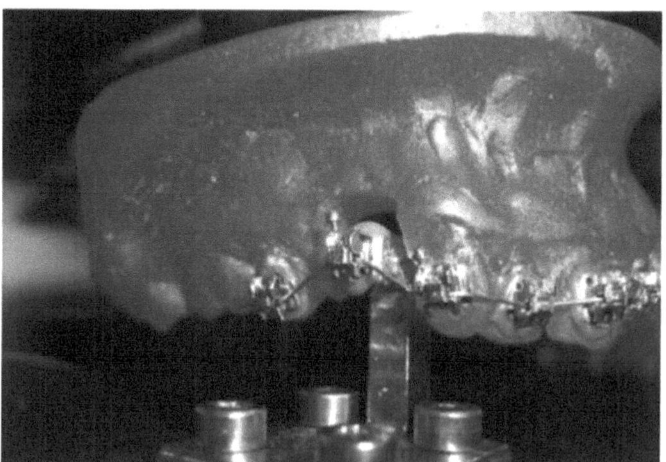

Figura 4.3 Um modelo em acrílico utilizado com o sistema de medição e simulação ortodôntica.

Ligação na interface braquete-fio.[30] No entanto, o clássico patamar de descarga horizontal para fios de NiTi superelásticos é demonstrado apenas com o teste de flexão de três pontos. Quando os fios de NiTi superelásticos são inseridos em braquetes na interface da máquina de teste de fios, as forças libertadas mostram elevadas variabilidades qualitativas e quantitativas, dependendo da deflexão máxima do fio.[26] A comparação entre fios do mesmo tamanho em duas deflexões diferentes mostrou uma diminuição estatisticamente significativa das forças durante o descarregamento com o aumento da deflexão do fio, ou seja, os fios superelásticos deflectidos numa extensão diferente libertaram forças significativamente diferentes no mesmo ponto de descarregamento.[23,26]

Verificou-se que a seleção da qualidade do fio é um modificador fundamental da aplicação de força. Os fios com o intervalo de transformação de temperatura localizado à temperatura oral média (35 C) são parcialmente martensíticos e, como resultado, actuam como fios superelásticos e fornecem forças baixas à temperatura ambiente. No entanto, uma formação suficiente de martensite pode ser impedida intra-oralmente, devido à tendência da estrutura de grão para ser reconvertida de martensite para austenite.[10]

A força média de um fio austenítico superelástico de NiTi de 0,016x0,022 polegadas com uma gama de transformação a baixa temperatura situa-se entre 2 e 3 N. Em vez disso, o CuNiTi térmico ou os fios de arco de dimensões de secção transversal semelhantes construídos a partir de ligas austeníticas com uma gama de transformação a uma temperatura mais elevada fornecem forças de cerca de 1 N (Tabelas 4.1 e 4.2). Para obter forças mais baixas do NiTi austenítico ou do aço inoxidável multiestrato, é necessário selecionar diâmetros mais pequenos.[1] Surpreendentemente, alguns fios redondos superelásticos exerceram forças mais elevadas do que os rectangulares, para as últimas fases da desativação.[27]

Vários fios redondos de NiTi tradicionais e ativados pelo calor foram comparados in vitro quanto às suas caraterísticas de carga-deflexão em testes de flexão em três pontos. Embora tenha havido grande variação no comportamento do platô, os fios ativados pelo calor geraram platôs mais longos e forças médias mais leves.[18,24] Um aumento de 50% na força de platô foi demonstrado quando o diâmetro foi aumentado em 0,002 polegada (de 0,012 para 0,014 polegada e de 0,014 para 0,016 polegada) e cerca de 150% quando o diâmetro foi

Authors	Experimental setting	Results
Miura et al.[12]	3-Point bending test. 2 mm deflection	Light 0.29-0.69 Medium 1.4-1.7 Heavy 2.4-2.7
Segner and Ibe[14]	3-Bracket bending test. 2 mm deflection	Minimum force level at the end of the plateau 0.9-4.8
Oltjen et al.[30]	3-Point bending and 3-bracket bending tests	Stiffness values from 3-point test: 0.4-0.69 N/mm and from 3-bracket test: 0.16-1.99 N/mm.
Nakano et al.[22]	3-Point bending test. 2 mm deflection	Several work-hardened wires: 0.74-2.2 Superelastic wires: 0.46-1.5.
Parvizi and Rock[13]	3-Point bending test (And in a typodont)	2 mm deflection at 20 C: thermoelastic 0.7-0.9 (3-3.5) and conventional 1.3 (4.8); 2 mm deflection at 40 C: thermoelastic 1.3-1.4 (4.5-7) and conventional 1.7 (6.2); 4 mm deflection at 20 C: thermoelastic 0.8-1 (6.6-11.3) and conventional 1.6 (10.8); 4 mm deflection at 40 C: thermoelastic 1.4-1.5 (8-14) and conventional 1.7 (13.5).
Elayyan et al.[28]	3-Point bending test. epoxy resin-coated wires	Unloading force at 1 mm: After initial deflection of 2 mm, elastomeric ligation: as-received wires 0.46, retrieved wires 0.15; After initial deflection 2 mm, self-ligating: as-received 0.5, retrieved 0.4; After initial deflection 4 mm, elastomeric: 0; After initial deflection 4 mm, self-ligating: as-received 0.4, retrieved 0.3.
Fansa et al.[31]	Orthodontic measurement and simulation system. 2 mm two-dimensional malalignment	In different bracket types: 1.5-1.9.
Lombardo et al.[34]	3-Point bending test in four passive self-ligating brackets	Average plateau force for traditional NiTi 1.3-1.8; For heat-activated NiTi 0.75-1.41.
Gatto et al.[23]	3-Point bending test	Mean values during the unloading phase at 2 mm deflection of superelastic wires: 0.8-1.3; 2 mm deflection of heat-activated wires: 0.5-0.6; 4 mm deflection of superelastic wires: 0.7-1.2; 4 mm deflection of heat-activated wires: 0.4-0.5.

Tabela 4.1 Forças (N) medidas in vitro para diferentes tipos de fios de níquel-titânio de 0,016 polegadas

Quadro 4.1 Continuação

Authors	Experimental setting	Results
Chang et al.[42]	3-Point bending test	Martensitic-stabilized NiTi at 3 mm deactivation 2.7; at 2 mm deactivation 1.9; at 1 mm deactivation 1.2. Not significantly affected by water storage for 30 days.
Spendlove et al.[9]	3-Point bending test	Martensitic-stabilized NiTi before and after 1-2 mm of deflection for 30 days: At 3 mm deactivation 2.3-2.4; At 2 mm deactivation 1.7-1.8; At 1 mm deactivation 1-1.1. The decrease in force after deflection for 30 days was not clinically significant.
Sarul et al.[27]	3-Point bending test	2 mm deactivation: Titanol superelastic NiTidnew 0.60 and used in vivo for 4-6 weeks 0.65; Neo Sentalloydnew or used 0.32; CuNiTidnew 0.14 and used 0.11.

Aumentado em 0,004 polegada (de 0,012 para 0,016 polegada).[24] Um aumento no tamanho de 0,016 polegadas para 0,016x0,022 polegadas duplicou aproximadamente os valores de força para uma determinada deflexão. Além disso, as forças eram muito maiores num modelo do que nos testes de viga. 18 Os arcos tradicionais mostraram uma tendência maior de aumentar a força com o aumento do diâmetro em comparação com os arcos termicamente ativados.[24] No entanto, o momento de inércia e, portanto, as dimensões da secção transversal dos arcos superelásticos não são fatores de importância primária para o nível de aplicação de força durante a descarga, uma vez que o módulo de elasticidade durante o processo de transformação da martensita não permanece constante.[31]

Os fios superelásticos de NiTi podem proporcionar uma deflexão considerável com quantidades de força reduzidas e relativamente constantes. No entanto, estudos revelaram que nem todos os fios comerciais se comportam da mesma maneira, devido a pequenas diferenças na composição da liga e no processo de produção. Os níveis de força dentro destes patamares variam muito entre as diferentes marcas/ligas comerciais, e as informações dos fabricantes sobre os produtos nem sempre são fiáveis. Vários fios superelásticos de NiTi estabilizados por martensita de 0,017x0,025 polegadas foram avaliados com um teste de deflexão modificado em um dispositivo que simulava a arcada inferior, colada com braquetes de 0,018 polegadas. Foram detectadas diferenças significativas entre os fios, e as forças variaram entre 1,86 e 8,14 N a 1 mm de deflexão na curva de desativação.[32] Sabe-se, inclusive, que os fios de NiTi apresentam comportamento diferente entre lotes diferentes do mesmo produto.[33,34]

Verificou-se que o desenho do braquete e o método de ligadura afectam a aplicação de força em determinadas circunstâncias, embora em menor grau do que as caraterísticas do fio. O sistema de medição e simulação ortodôntica (OMSS) tem contribuído significativamente no campo da avaliação in vitro dos resultados de nivelamento e da força inicial

Authors	Experimental setting	Results
Segner and Ibe[14]	3-Bracket bending test, 2 mm deflection	Minimum force level at the end of the plateau 0.3e8.6
Nakano et al.[22]	3-Point bending test, 2 mm deflection	Several work-hardened 1.5e4.2 and superelastic wires 0.85e3.3.
Parvizi and Rock[18]	3-Point bending test (and in a typodont)	2 mm deflection at 20 C: thermoelastic 1.4e1.5 (6.9e7.3) and conventional 2.8 (12); 2 mm deflection at 40 C: thermoelastic 2.4e2.6 (11.3e15) and conventional 3.3 (14.7); 4 mm deflection at 20 C: thermoelastic 1.5e1.6 (15.1e18.5) and conventional 3 (22.3); 4 mm deflection at 40 C: thermoelastic 2.6e2.6 (19.9e26.2) and conventional 3.3 (27.9).
Fansa et al.[38]	Orthodontic measurement and simulation system, 2 mm two-dimensional malalignment	In different bracket types 3e5.
Sarul et al.[27]	3-Point bending test	2 mm deactivation: Titanol superelastic new 2.46 and used 1.5; NeoSentalloy new 0 and used 0.11; CuNiTi new 0.22 and used 0.26.

Tabela 4.2 Forças (N) medidas in vitro por diferentes tipos de fios de níquel-titânio de 0,016x0,022 polegadas

para várias combinações de braquetes e fios. Esse dispositivo de medição tem sido amplamente utilizado na literatura para a avaliação quantitativa de diversos sistemas de forças ortodônticas e é capaz de registrar tridimensionalmente os vetores de força-torque durante o movimento dentário, que pode, assim, ser potencialmente simulado (Fig. 4.3).[3] 5 Para tanto, o OMSS possui duas mesas de posicionamento, controladas de forma independente, equipadas com sensores de força-torque de seis componentes, devidamente conectados à região em questão.[36]

Várias combinações de braquetes e fios redondos foram avaliadas num desalinhamento bidimensional de 2 mm, e foi demonstrado que as forças iniciais eram demasiado excessivas para uso clínico, mesmo com os fios redondos leves. A escolha do arco de nivelamento foi considerada mais importante do que o sistema de braquetes utilizado; no entanto, o tipo de ligadura afectou o sistema de força inicial.[6] Os braquetes convencionais combinados com ligaduras elásticas exerceram os níveis de força mais elevados em comparação com os níveis de força exercidos pelos braquetes convencionais com ligadura de aço e pelos braquetes autoligáveis, que foram semelhantes. Um fio térmico de NiTi de 0,012 polegadas produziu as forças mais baixas em geral, cerca de 1,3 N com ligaduras de aço e 3,4 N com sistemas convencionais com ligaduras de borracha. Todos os sistemas de braquetes apresentaram os níveis de força mais elevados (5 N) quando combinados com o fio de aço de 0,012 polegadas. Os autores concluíram que os braquetes convencionais com ligadura de aço e autoligáveis são preferíveis aos braquetes convencionais com ligaduras elásticas, devido à correção mais eficaz do desalinhamento e ao exercício de forças mais baixas ao mesmo tempo.6 No entanto, é difícil padronizar a magnitude da força de ligadura gerada pelas ligaduras de aço.[37]

Alguns estudos mostraram que os braquetes autoligáveis são, às vezes, associados a forças máximas um pouco menores do que os braquetes convencionais.[37] No entanto, outros estudos não revelaram diferenças entre braquetes autoligáveis e convencionais em termos de eficácia de nivelamento, e mostraram que os materiais dos fios e as secções transversais são mais relevantes para a aplicação de força do que os desenhos dos braquetes.[38] Não foram encontradas diferenças estatisticamente significativas nas magnitudes de força exercidas por fios supcrelásticos leves de NiTi em diferentes sistemas convencionais de braquetes de ligadura elastomérica em comparação com braquetes autoligáveis passivos.[29] Foram registadas magnitudes de força ainda mais elevadas de fios redondos leves superelásticos de NiTi após um teste de flexão de três pontos com um sistema de braquetes autoligáveis em comparação com um sistema de braquetes com ligadura convencional.[26] No entanto, em braquetes autoligáveis ativos, foi demonstrada uma redução de força quando o fio foi pressionado contra o segmento vestibular do slot, ou seja, o mecanismo de fechamento complacente.39 Pesquisas posteriores com braquetes labiais demonstraram claramente que nem as qualidades do fio nem os sinais de desalinhamento do braquete fizeram uma diferença decisiva para as quantidades de movimento de nivelamento induzidas em dentes mal alinhados, e um benefício terapêutico de braquetes autoligáveis sobre braquetes convencionais não foi demonstrado. Os autores concluíram que outros factores, como a classe do dente ou a natureza do desalinhamento, parecem ser mais importantes a este respeito.[40]

Em relação aos braquetes linguais, uma comparação entre braquetes linguais de 0,018 polegadas e braquetes convencionais revelou que os níveis de força do CuNiTi de 0,013 polegadas em dois sistemas de braquetes linguais amplamente utilizados eram 20-40% maiores em relação aos braquetes convencionais. É mais difícil aplicar forças leves e ideais com braquetes linguais, uma vez que a diminuição da distância entre braquetes aumenta a taxa de deflexão de carga em comparação com os aparelhos convencionais. Entre os dois sistemas linguais, a menor força lábio-palatina foi registada nos braquetes com slot horizontal, ligados com ligaduras elastoméricas, e a maior força foi registada no sistema com slots verticais, ligados com overties alemães.[41]

As dimensões do slot influenciam o nível de força exercido pelos fios superelásticos de NiTi: o uso de um sistema de braquetes com slot de 0,018 polegadas aumenta a magnitude da força, em comparação com um sistema de 0,022 polegadas. No entanto, isso ocorre apenas em níveis mais baixos de deflexão, onde a transformação martensítica induzida por tensão (SIM) do fio não está completa. Forças comparáveis são exercidas pelos sistemas de braquetes de 0,018 e 0,022 polegadas para deflexões mais altas do fio, onde a transformação SIM do NiTi está completa.[26]

Os arcos compósitos reforçados com fibras são menos rígidos e fornecem forças menores, dependendo do tamanho do fio, e exibem perfis de flexão semelhantes aos dos arcos de NiTi estabilizados com martensita.[9,42]

A investigação in vitro nunca pode recriar exatamente a realidade clínica, que é demasiado complexa para ser simulada extraoralmente. A magnitude da força de um fio ortodôntico deformado depende não só das propriedades mecânicas da liga metálica e das propriedades estruturais do fio, mas também do atrito, da fricção e da suscetibilidade à corrosão.[32] A tensão eletroquímica e a absorção de hidrogénio afectam as propriedades mecânicas dos fios NiTi superelásticos.[43] O envelhecimento afecta o fornecimento de força, mas não no mesmo grau entre diferentes produtos comerciais.[27] Um período de envelhecimento de 30 dias apenas em água é demasiado curto para causar um efeito na rigidez ou na força resultante aplicada pelos fios NiTi 42 estabilizados martensiticamente.[42]

Os espécimes de fios de NiTi revestidos com epóxi foram avaliados num teste de flexão de três pontos.[28] Os fios recuperados produziram uma força de descarga menor com a ligadura elastomérica convencional, devido ao aumento da rugosidade da superfície e das forças de fricção entre a superfície irregular do revestimento e os braquetes. Em deflexões maiores, tanto os fios revestidos recuperados como os recebidos produziram valores nulos de descarga, uma vez que os fios foram incapazes de deslizar de volta através dos braquetes ligados e permaneceram estáticos quando a carga foi libertada. Este efeito não foi evidente nos braquetes autoligados passivos, onde os arcos revestidos recuperados e os recebidos produziram a mesma quantidade de força.

As alterações de temperatura afectam a aplicação de força dos fios termoelásticos, como os fios austeníticos de NiTi e CuNiTi.[13,44] A temperatura oral varia entre 33

C e 37 C na maioria das vezes; no entanto, pode ocorrer um intervalo muito mais alargado de 5 C -58 C. As temperaturas orais mais elevadas são registadas com menos frequência do que as temperaturas mais baixas.45 Uma queda transitória da temperatura tem uma influência menos duradoura na força produzida pelo fio do que um aumento transitório da temperatura, em que o efeito é mais duradouro.[13,44]

O controlo rotacional é afetado pelo método de ligação, dimensões do bracket e tamanho do fio. Braquetes mais estreitos exercem momentos rotacionais mais baixos em comparação com braquetes mais largos. No entanto, a técnica de ligadura teve maior influência na produção do momento do que a largura do braquete; o braquete autoligado com grampo de mola forneceu a menor força na maior faixa de rotação axial.[46] As diferenças na profundidade do slot dos braquetes autoligáveis parecem ser responsáveis pelas diferenças no controlo rotacional. Arcos de maior dimensão melhoram o controlo rotacional, especialmente para os braquetes autoligáveis, diminuindo a folga vestibulolingual (horizontal) no sistema. No entanto, por razões biológicas e práticas, não é possível encaixar esses fios em braquetes de dentes desalinhados nas fases iniciais do tratamento. Num esforço para diminuir a rigidez do fio e, consequentemente, os níveis de força, os fabricantes desenvolveram fios de NiTi rectangulares multiestrato, que permitem o encaixe mais cedo de fios de arco de maior dimensão, portanto, um controlo mais rápido da rotação e do torque.[47] Um fio retangular de NiTi segmentado de 0,018x0,018 polegadas pode ser usado como uma mola de desratização no slot vertical do braquete de um canino extremamente rotacionado para iniciar a desratização o mais cedo possível. Um momento de desratização contínuo de 12 mm corrigiu a posição do dente sem reativação, devido à propriedade superelástica do fio NiTi.[48]

4.1.2 Investigações clínicas

Vários estudos clínicos avaliaram o impacto dessas variações de propriedades mecânicas na eficiência da movimentação dentária. Um ensaio clínico randomizado demonstrou que os fios de NiTi ativados pelo calor não mostraram melhor desempenho do que os fios de aço inoxidável multistrand mais baratos. Uma explicação pode ser o efeito de confusão de grandes variações na resposta metabólica individual. No entanto, os autores concluíram que os fios de NiTi raramente são deformados o suficiente na prática clínica de rotina para tirar partido das suas propriedades superelásticas. Altos ângulos de flexão não são frequentemente encontrados na prática clínica e, portanto, é mais provável que se tire proveito das propriedades elásticas lineares, em vez das propriedades superelásticas do fio.[49] Para casos de apinhamento moderado, o fio superelástico pode não ser deformado ao ponto de atingir o platô superelástico.[32] Um outro estudo randomizado de centro único, operador único e duplo-cego não encontrou um efeito significativo no alívio do apinhamento da dentição mandibular anterior entre os fios CuNiTi e NiTi.[50]

Revisões sistemáticas recentes não confirmaram evidências para determinar se existe ou não uma diferença na taxa de alinhamento ou na dor entre os arcos iniciais de aço inoxidável multistrand e NiTi ou entre os arcos iniciais convencionais (estabilizados) e superelásticos de NiTi.[11,51] O uso de fios NiTi activados pelo calor foi associado a uma maior intensidade de dor no primeiro dia após a inserção, mas não diferiu em termos de eficácia dos fios NiTi convencionais.[11] Foi encontrada uma evidência fraca e não confiável de que o NiTi superelástico coaxial pode produzir maior movimentação dentária ao longo de 12 semanas, mas não há informações sobre dor associada ou fios de reabsorção radicular. [51]

4.1.3 Considerações biológicas

Valores de força superiores a 20-25 g/cm2 sobre os ligamentos periodontais podem levar à inibição do fluxo sanguíneo e, portanto, à hialinização, juntamente com necrose e reabsorção.[52] No entanto, a previsão ideal da magnitude da força para movimentos dentários individualizados ainda não é possível na prática diária. A magnitude da força para o movimento de inclinação não deve exceder 0,36N para um dente anterior ou 0,72N para um dente posterior, e valores semelhantes são necessários para extrusão ou rotação; o dobro da força seria necessário para o movimento dentário corporal.[8]

Alguns autores aconselham o uso de fios superelásticos quadrados de tamanho normal, que quase preenchem o slot do braquete desde o início do tratamento, uma vez que a força aplicada é considerada fisiologicamente desejável para a movimentação dentária e compatível com o conforto do paciente.[31] Entretanto, os níveis de força exercidos pelos fios de NiTi nem sempre são biologicamente seguros. Experiências in vitro demonstraram que as forças iniciais dos arcos de nivelamento redondos leves eram excessivas para uso clínico.[6,53] Adicionalmente, foi demonstrado que um fio de aço inoxidável de seis fios de 0,016 polegadas produzia forças e momentos substancialmente menores do que um fio superelástico de 0,014 polegadas. Este último exerceu forças que excederam a magnitude de força ideal recomendada para a movimentação dentária ortodôntica, principalmente no que diz respeito às forças verticais. Um fio superelástico trançado leva a uma redução adicional da magnitude da força.[54] Além disso, as forças intrusivas registradas nos dentes anteriores, a partir de um fio NiTi 0,016 x 0,022" de curva reversa, com apenas 1,5mm de supraerupção dos incisivos, ultrapassaram 9 N. Achados semelhantes foram relatados com um fio NiTi 0,017 x 0,025" de curva reversa, ligado a vários tipos de braquetes. As forças intrusivas exercidas nos incisivos superiores durante os 1 mm finais de nivelamento foram muito altas e além do nível de força intrusiva necessário para estes dentes. Forças intrusivas mais baixas, mas momentos lábio-palatais mais altos, foram registados com os braquetes autoligáveis.[3] Embora se espere que a magnitude inicial dessas forças diminua rapidamente durante o movimento dentário, o uso de um fio retangular contínuo durante a fase de alinhamento do tratamento, ou seja, em uma arcada dentária não nivelada, especialmente a inserção de fios retangulares de NiTi austenítico, deve ser evitado.[1,2,27]

4.1.4 Conservação da forma de arco

A preservação da forma da arcada pré-tratamento é essencial durante o tratamento ortodôntico55 , principalmente por razões periodontais e de estabilidade. A expansão bucal pode ocorrer se forças extremamente leves de arcos largos forem utilizadas durante o tratamento. As medidas da largura da arcada de vários arcos de NiTi disponíveis comercialmente são maiores do que as da forma natural da arcada humana.[56,57] Expansão, inclinação descontrolada e deiscência óssea dos segmentos vestibulares foram demonstradas em animais com forças leves e contínuas exercidas pelos arcos CuNiTi expandidos. [58] Arcos superelásticos foram utilizados em experiências em humanos para expandir os pré-molares.[59] Alterações significativas nas dimensões dentoalveolares transversais foram encontradas num grupo de pacientes tratados completamente com arcos pré-formados em comparação com um grupo experimental onde o arco de aço final, pesado, foi personalizado usando um modelo das dimensões dentoalveolares pré-tratamento.[60] Na prática diária, devem estar disponíveis diferentes tipos de arcos pré-formados que correspondam à variação da forma da arcada. O ortodontista deve escolher o fio que mais se aproxima da forma de arco pré-tratamento do paciente, para manter essa forma de arco. Além disso, o uso prolongado de fios NiTi sem vigilância periódica deve ser evitado, especialmente nos casos de fios rectangulares pesados.

4.2 Fase principal: correção da relação molar e encerramento do espaço

4.2.1 Bobinas

Durante a fase principal do tratamento, as ligas de NiTi podem ser utilizadas sob a forma de arcos, molas de bobina aberta e anéis de fecho. As molas helicoidais abertas de NiTi são utilizadas para distalização de molares, verticalização de dentes, abertura de espaços e outras aplicações. A investigação inicial demonstrou que as molas helicoidais de NiTi abertas e fechadas, testadas em compressão e distração, respetivamente, produzem forças leves e contínuas. No entanto, estas forças estavam, por vezes, abaixo do intervalo ótimo, em contraste com as bobinas de aço inoxidável, que exercem forças muito elevadas e decaem rapidamente. Como resultado, são necessárias mais activações de uma mola helicoidal de aço para um movimento dentário equivalente, em comparação com a mola helicoidal de NiTi. [61] Numa investigação recente (2011), várias molas helicoidais abertas de NiTi disponíveis no mercado foram submetidas a ensaios mecânicos de compressão em 25% e 50% do seu comprimento original. Quase todas elas apresentaram um comportamento linear no diagrama força-deflexão para ambos os estados de compressão. A 50% de compressão, algumas das molas helicoidais apresentaram um comportamento superelástico com um evidente patamar de força. Os autores aconselham o corte da bobina aberta de NiTi a um comprimento de quase 200% da distância interbraços para tirar o máximo partido das propriedades superelásticas.[62]

As molas em espiral fechada superelásticas de NiTi são utilizadas principalmente para a retração de caninos. A utilização destas molas é vantajosa quando é desejável um nível de força constante. A força óptima para este movimento varia entre 1 e 2 N; no entanto, as variações individuais implicam a determinação da magnitude exacta dessa força.[63,64] A taxa de fecho do espaço é significativamente maior e mais consistente com as molas em espiral fechada de NiTi superelásticas do que com os módulos elásticos.[65] As primeiras tentativas experimentais demonstraram que apenas algumas das molas de bobina fechada apresentavam o comportamento caraterístico do fio superelástico,[21] incluindo as feitas de NiTi japonês.[66] Investigações posteriores avaliaram várias molas superelásticas de bobina fechada e demonstraram platôs de força altamente constantes, que dependem da ativação inicial. Verificou-se que era necessária uma deflexão considerável para formar martensite induzida por tensão substancial. A ativação ideal foi reportada como sendo de 15-25 mm.[22] As molas helicoidais de NiTi são sensíveis à temperatura. Mesmo com alterações mínimas, verificou-se que os valores da força aplicada aumentam com o aumento da temperatura e diminuem com a descida da temperatura.[66] No entanto, parece que as influências mecânicas e térmicas se compensam mutuamente. O aumento dos níveis de força devido à termociclagem foi compensado pela diminuição devida aos microciclos mecânicos.[22] Várias molas comerciais de NiTi em espiral fechada, armazenadas num substituto salivar a 37 C durante um mês, apresentaram diferentes graus de perda de força,[67] uma descoberta que não foi confirmada num ambiente laboratorial semelhante.[68] Foi considerada necessária mais investigação, e Nattrass et al.[69] demonstraram que as molas helicoidais superelásticas fechadas eram afectadas pela temperatura, mostrando um ligeiro aumento da força à medida que a temperatura aumentava. No entanto, as molas helicoidais não foram afectadas após o envelhecimento in vitro em água destilada ou soluções de coque ou curcuma.

4.2.1 Laços

As alças de retração são utilizadas para a retração de caninos e/ou incisivos e devem ser construídas de acordo com critérios específicos. A força de distalização não deve exceder um máximo de cerca de 2 N, enquanto a mola tem que fornecer uma relação momento-força (M/F) adequada para que o ápice da raiz não seja deslocado mesialmente e o dente seja movido corporalmente. No caso da retração dos caninos, também é necessária uma pré-ativação transversal, para evitar a rotação do dente.70 As alças de retração de NiTi não são muito utilizadas na prática ortodôntica diária, pois a formação da alça não é tão fácil quanto com as outras ligas de fios. O tratamento térmico é necessário para definir a forma das alças nos fios de NiTi.[33,71,73] No entanto, esses tipos de alças foram avaliados em laboratório. Foi desenvolvida uma ansa em T preparada a partir de uma liga de NiTi superelástica que apresentava propriedades favoráveis.[71,74] Estes laços foram avaliados in vitro com OMSS e proporcionaram uma relação M/F quase constante ao longo de todo o ciclo de ativação/desativação, com um valor de aproximadamente 7 mm. Mais uma vez, foi demonstrado um comportamento superelástico diferente, não só entre produtos comerciais, mas também entre lotes do mesmo produto.[33] Outras investigações avaliaram o sistema de forças a partir de anéis de fecho[73] pré-ativados e não pré-ativados[75] de diferentes designs feitos de beta-titânio e NiTi. Como esperado, este último produziu uma força e uma relação M/F relativamente constantes durante a desativação, em comparação com o mesmo desenho em beta-titânio. Foi demonstrado que as forças, os momentos e as relações M/F produzidos pelos laços de fecho em NiTi eram significativamente inferiores aos dos laços em beta-titânio e que nenhum destes laços não pré-ativados apresentava relações M/F ideais para o movimento corporal.[75] No entanto, com o aumento da préactivação, ambos os tipos de anéis atingiram o nível ótimo de relação M/F para o movimento translacional do dente.[73] Outras investigações in vitro confirmaram que as forças e os momentos produzidos pelos anéis de fecho de NiTi com vários graus de pré-ativação aumentam com o aumento da temperatura. No entanto, as relações M/F foram menos afectadas, sem alterações significativas com a temperatura.[72]

4.2.2 Binário

A inclinação vestibulolingual adequada dos dentes posteriores e anteriores é um pré-requisito para uma relação oclusal correta, estabilidade pós-tratamento e saúde periodontal. Muitos fatores afetam o momento de aplicação durante o tratamento ortodôntico,[76] e vários dispositivos são utilizados em laboratório para quantificar a eficiência de torque de diferentes fios de NiTi. Uma série de experimentos utilizou um fio reto em um braquete ortodôntico montado em um transdutor de força e torque multiaxial[77,78] ou em mais braquetes.[13,44,79] Outro grupo de experimentos foi realizado com o OMSS, que é capaz de medir o torque de fios com curvaturas em diferentes áreas de uma arcada dentária simulada.[81,83] As comparações diretas entre esses estudos são difíceis, devido às diferenças biomecânicas entre as configurações experimentais. Como resultado, o torque aplicado em um modelo de um braquete é diferente do torque aplicado em um desenho experimental com três braquetes. In vivo, o fio é curvo do ponto de vista oclusal e este facto também influencia a aplicação do torque.

Não existe um consenso científico sobre o momento ideal de torqueamento.[79,82] A maioria dos autores concorda que 5,0 N/mm é o torque mínimo necessário para um incisivo central superior. No entanto, na literatura ortodôntica, são encontradas magnitudes de até 20 N/mm.[84,86] Valores elevados de torque estão associados a danos aos tecidos periodontais e, principalmente, à reabsorção radicular, mais particularmente na região apical.[80,87,88]

Como regra geral, o uso de NiTi pode resultar em diminuição da expressão do torque em relação ao aço inoxidável, devido ao seu módulo de elasticidade reduzido (rigidez). Existem nomogramas que mostram os índices relativos de rigidez torcional de vários arcos com diferentes combinações de composição e tamanho. Considerando um fio de 0,017x0,025 polegadas, o beta-titânio possui o dobro da rigidez torsional e o aço inoxidável quase sete vezes mais rigidez torsional em comparação com o NiTi.[89] A rigidez relativa do Nitinol de aço inoxidável (fio de NiTi com elasticidade linear) foi de 4 e a do Nitinol de beta-titânio de 1,85.[79]

As primeiras investigações compararam o primeiro fio ortodôntico feito da liga

NiTi (Nitinol) com fios feitos de ligas mais rígidas, em relação à mudança no grau de torção por N mm. O fio de Nitinol de 0,017x0,025" em braquetes de 0,018" demonstrou a maior alteração (1,07 graus/Nmm) e, por essa razão, os autores concluíram que o Nitinol poderia ser o fio de escolha para aplicações de torque. No entanto, não é possível dobrar este fio; assim, a sua utilização em aplicações de torque individuais é bastante difícil.[79]

Na literatura recente, tem sido manifestada preocupação relativamente à capacidade dos fios de NiTi superelásticos e termoelásticos expressarem a gama completa de binário prescrito no bracket. O torque fornecido por fios quadrados e retangulares de NiTi e de aço inoxidável em diferentes tipos de braquetes de 0,018 polegadas foi avaliado com o OMSS. Um fio de aço de 0,016x0,016 polegadas ou 0,016x0,025 polegadas pode exercer 140-200%

momentos mais altos, dependendo do tipo de braquete, em comparação com um fio NiTi da mesma secção transversal. Os momentos mais baixos e a maior perda de torque foram registados com a inserção de um fio de Nitinol de 0,016x0,016 polegadas em braquetes de ligadura convencionais.[83] Foi demonstrada uma maior redução da entrega de torque com CuNiTi, que produziu

Valores de binário 2,5-3 vezes inferiores aos dos fios de aço inoxidável.[77]

As alterações induzidas pela temperatura nas propriedades mecânicas dos fios superelásticos de NiTi e CuNiTi não devem ser subestimadas. A rigidez torsional destes fios é fortemente afetada pelas alterações de temperatura in vitro. Os aumentos de curto prazo na temperatura do fio aumentam a rigidez do fio e a entrega de torque; no entanto, este aumento é transitório. Após a aplicação de temperatura fria durante um curto período de tempo, os fios permanecem num nível de rigidez torsional reduzida durante períodos mais longos (até 85% menos). Em fios mais termodinâmicos, foi demonstrada uma redução incremental após aplicações repetidas de temperatura fria.[44] No entanto, estes fios tinham os platôs de desativação mais distintos,[13] ou seja, o comportamento térmico estava intimamente relacionado com a superelasticidade.[19] A relativa falta de rigidez (baixo módulo de elasticidade) para os fios NiTi foi relatada como responsável pela exigência de que o torque do fio exceda 25 graus para induzir um platô de desativação.[13]

Como o efeito clínico de alguns fios sensíveis à temperatura é imprevisível, momentos inadequados podem ser exercidos após a ingestão de bebidas geladas.[44] Levando em consideração a folga substancial dos fios subdimensionados, a eficiência clínica dos fios de baixo módulo de elasticidade no fornecimento de torque é questionável.[13,76] Alguns fabricantes oferecem fios NiTi pré-tensionados para adicionar à expressão de torque fornecida pela prescrição do braquete. Verificou-se que estes fios exercem momentos de torção incisivo-coroa facial mais elevados in vitro.[90]

Uma comparação in vitro entre braquetes linguais e convencionais revelou que o tipo de braquete foi um preditor significativo dos momentos gerados. A alteração no ponto de aplicação da força pode influenciar a magnitude do momento aplicado no plano sagital. Forças verticais de mesma magnitude produzem momentos que diferem significativamente entre os dois sistemas de braquetes, devido às diferenças nas distâncias dos vetores de força em relação ao centro de resistência. Estes momentos são sempre menores quando comparados com um braquete labial. Os momentos criados por uma força horizontal podem ser os mesmos entre os dois sistemas de braquetes se a magnitude da força permanecer a mesma e se o vetor da força permanecer no mesmo plano horizontal e, consequentemente, na mesma distância do centro de resistência. Os momentos exercidos no plano sagital por um CuNiTi de 0,013" foram maiores nos braquetes convencionais em comparação com dois sistemas de braquetes linguais amplamente utilizados. Não foram detectadas diferenças entre os dois tipos de braquetes linguais.[41]

4.3   Acabamento e retenção

Os arcos pré-formados de NiTi não devem ser utilizados durante a última fase do tratamento ortodôntico, uma vez que o controlo individual dos dentes é difícil, se não impossível, devido à sua fraca formabilidade.

Foi utilizada uma contenção superelástica de NiTi de 0,018 polegadas para tratar a recidiva do apinhamento anterior da mandíbula. Após a conclusão do retratamento, o arco de NiTi foi deixado in situ para retenção permanente. [91] No entanto, retentores de NiTi pré-formados devem ser usados com grande cautela, pois podem não preservar a forma da arcada anterior. Recentemente, retentores linguais de NiTi foram construídos individualmente

utilizando desenho e maquinação assistidos por computador (CAD/CAM). [92] Os retentores de NiTi são menos susceptíveis à formação de placa bacteriana nas partes expostas do fio do que os fios multiestrurados. Para além disso, as suas propriedades elásticas asseguram a manutenção da mobilidade fisiológica do dente e reduzem a probabilidade de deformação permanente indesejável do retentor. No entanto, é necessária mais investigação para comprovar a sua eficácia.

Polimerização da resina composta e parâmetros relevantes

5.1 Visão geral de uma resina composta

As resinas compostas são uma classe de materiais de restauração dentária que são uma mistura de componentes orgânicos e inorgânicos. Os três componentes orgânicos primários são a resina, o agente de acoplamento e o iniciador, sendo o componente inorgânico primário a carga. Existem muitas revisões e capítulos de livros que discutem as aplicações restauradoras destes materiais.[1,3] Este sistema é versátil e podem ser obtidos muitos materiais dentários diferentes modificando a formulação da resina e/ou o rácio resina/carga. Os materiais de restauração direta, como os selantes, são derivados das resinas compostas, assim como os adesivos dentinários e os adesivos ortodônticos. O objetivo deste capítulo é fornecer uma visão geral da química e das propriedades da resina composta e explorar como a variação da formulação pode produzir um conjunto diversificado de propriedades e uma grande variedade de materiais dentários.

5.2 O que é um composto?

Num contexto alargado de ciência e engenharia de materiais, um compósito é uma mistura de dois ou mais materiais que se comportam como um único material. Para além de muitos compósitos sintéticos, muitos componentes estruturais biológicos, como conchas, ossos e dentes, são considerados compósitos. Através da combinação de materiais, os compósitos são concebidos de forma a terem as vantagens dos componentes principais e a reduzirem as respectivas desvantagens. As resinas compostas são compostas por um material de enchimento inorgânico que tem boa resistência ao desgaste, dureza e elevado módulo de elasticidade, mas fraca tenacidade ou resistência a fissuras e é difícil de processar à temperatura ambiente. O componente de resina pode ser facilmente processado e curado à temperatura ambiente e tem boa tenacidade, mas fraca resistência ao desgaste, dureza e módulo de elasticidade. A resina composta resultante tem uma resistência ao desgaste, dureza, módulo de elasticidade e tenacidade aceitáveis, e pode ser facilmente curada à temperatura ambiente.

As propriedades resultantes de uma resina composta são fortemente influenciadas pelas proporções relativas dos componentes. Um exemplo qualitativo é apresentado na Fig. 5.1. À medida que o rácio de carga aumenta, a dureza aumenta, mas a viscosidade da mistura não curada diminui. Este é um exemplo da regra das misturas: quanto mais carga, um material mais duro presente no compósito, mais duro é o compósito global. A Fig. 5.1 apresenta as tendências, e a regra não é frequentemente linear. No entanto, o princípio geral é útil para

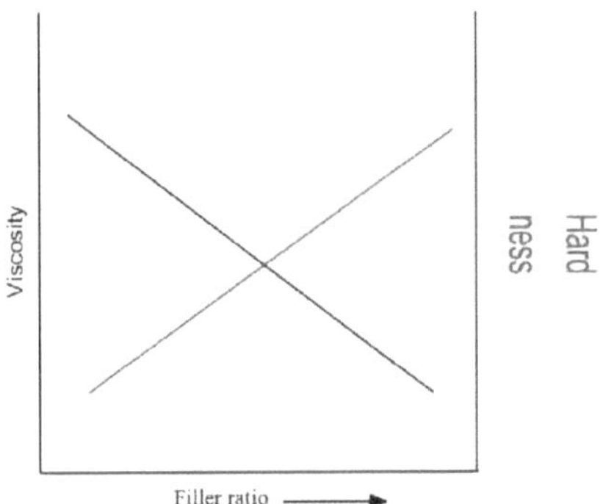

Figura 5.1 Efeito qualitativo do rácio de carga na viscosidade e dureza de uma resina composta.

Modificação das propriedades do compósito. Por exemplo, para um material de restauração, é importante ter um sistema altamente preenchido devido à dureza e resistência ao desgaste necessárias nesta aplicação clínica. No caso dos adesivos, é mais importante que o material flua ou tenha baixa viscosidade para formar uma boa interface com o substrato; por isso, estes materiais têm baixos níveis de carga.

A conceção de resinas compostas é um problema multifacetado. Existem muitos critérios concorrentes que têm de ser equilibrados e optimizados para um ambiente tão exigente como a cavidade oral. A estética, a absorção de água, a viscosidade, a resistência ao desgaste, o grau de cura e a dureza são alguns dos muitos parâmetros que têm de ser equilibrados. Quer se trate da conceção do compósito ou da seleção clínica do material, todas as escolhas envolvem compromissos em termos de propriedades. É importante fazer corresponder as propriedades de um compósito aos critérios clínicos. Para além do equilíbrio entre a carga e a resina, estes componentes individuais podem ser modificados para alterar as propriedades gerais do compósito. Na discussão que se segue, será examinada a química da resina e da carga, bem como a sua interação. O papel do agente de acoplamento e do iniciador será discutido, e depois o processo de cura. A Fig. 5.2 servirá de base para a forma como o compósito é formado a partir dos componentes individuais.

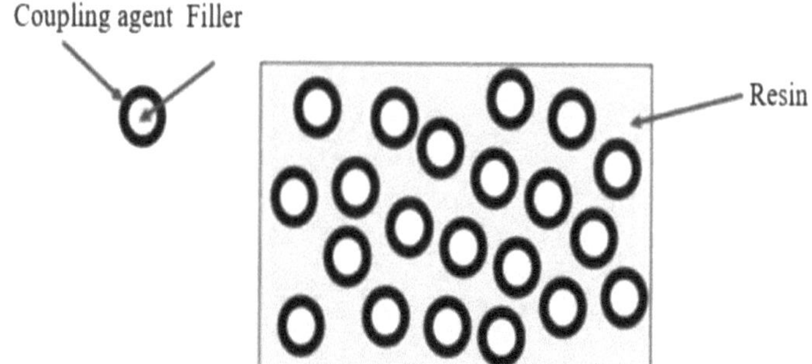

Figura 5.2 Componentes de uma resina composta.

5.3   Componente de resina

A resina, ou componente polimérico, de uma resina composta é tipicamente uma mistura de monómeros de dimetacrilato. A Fig. 5.3 é um exemplo do sistema de resina original desenvolvido por Bowen no National Bureau of Standards (NBS), atualmente o National Institute of Standards and Technology (NIST). Existem muitas alternativas a este sistema,[3,6] mas o conceito continua a ser o mesmo. O sistema de monómeros BisGMA-TEGDMA (bisfenol A glicidil metacrilato-trietilenoglicol dimetacrilato) é fluido à temperatura ambiente e, após a cura, forma um polímero sólido. Estas duas propriedades são talvez as mais importantes do sistema de resina. As cargas podem ser adicionadas ao sistema de monómeros para formar a pasta de resina composta não curada. Em seguida, esta pasta pode ser curada à temperatura ambiente com luz visível, permitindo uma restauração estética direta.

Existem muitos outros dimetacrilatos estruturais e diluições reactivas a dimetacrilatos. Cada um tem vantagens e desvantagens, mas esta estratégia é um método para adaptar as propriedades das resinas compostas. Nesta fase do desenvolvimento de resinas compostas, não existe uma formulação de resina universal ou ideal. Dependendo da aplicação e dos parâmetros do projeto, são formulados diferentes sistemas para obter um resultado benéfico. Dois dimetacrilatos estruturais notáveis e amplamente utilizados da Fig. 5.4 são o dimetacrilato de bisfenol A etoxilado (BisEMA) e o dimetacrilato de uretano.

5.4   Reticulação de dimetacrilato

O sistema BisGMA-TEGDMA é composto por dimetacrilatos. Após a cura, o sólido resultante é altamente reticulado. Forma-se uma rede contínua, covalentemente ligada, que é geralmente designada por termoendurecível. Uma vez curados, os termoendurecíveis não são solúveis ou processáveis de outra forma.

As vantagens de um termoendurecedor são a elevada estabilidade térmica e mecânica. Isto contrasta com uma resina composta por monometacrilatos, que resultaria em polímeros lineares que são solúveis, processáveis termicamente e menos estáveis do ponto de vista mecânico. Os monómeros com três ou quatro metacrilatos são possíveis, mas é

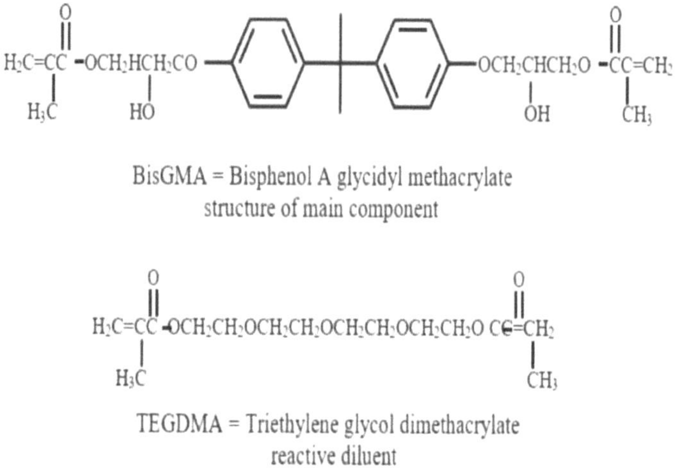

Figura 5.3 O sistema de monómeros BisGMA-TEGDMA para resinas compostas.

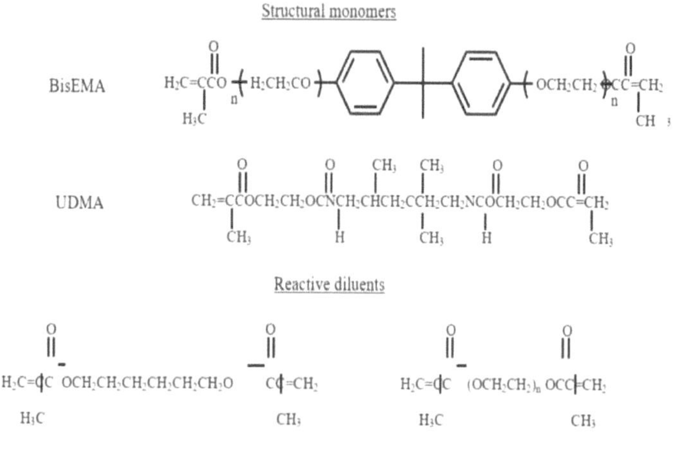

Figura 5.4 Dimetacrilatos estruturais adicionais e diluentes reactivos. BisEMA, dimetacrilato de bisfenol A etoxilado; TEGDMA, dimetacrilato de trietilenoglicol; UDMA, dimetacrilato de uretano. não é claro se isto oferece

uma vantagem significativa.[7,8] **Os pormenores dos diferentes métodos para iniciar a polimerização e a reticulação serão discutidos mais adiante.**

5.5   Viscosidade

A viscosidade é a resposta do fluxo de um fluido a uma força aplicada. Quanto mais baixa for a viscosidade, mais facilmente um fluido pode fluir. Para as resinas compostas, a viscosidade global da pasta não polimerizada é uma função da viscosidade do dimetacrilato e da quantidade de carga. Quanto maior for o teor de carga, maior será a viscosidade. Parâmetros como o grau de cura e as propriedades de manuseamento são influenciados pela viscosidade do composto não polimerizado. Para além disso, a viscosidade do componente de dimetacrilato influenciará a quantidade de carga que pode ser incorporada no compósito. Existe um limite superior para a viscosidade não polimerizada, pelo que o componente de dimetacrilato influenciará a quantidade de carga que pode ser incorporada na formulação.

A razão para uma mistura de dimetacrilatos é o equilíbrio entre as propriedades mecânicas e a viscosidade. O BisGMA produzirá uma rede de polímeros muito forte e rígida. No entanto, o monómero tem uma viscosidade muito elevada, e a adição de cargas resultaria numa pasta que não é trabalhável. O TEGDMA é referido como um diluente reativo. O seu papel é reduzir a viscosidade da resina enquanto continua a polimerizar com o BisGMA. A Tabela 5.1, adaptada de Gonçalves et al.9 demonstra o efeito do TEGDMA e do BisEMA na viscosidade do sistema.

É evidente que a viscosidade global do sistema pode ser facilmente manipulada pela formulação para se adequar ao resultado pretendido. Para aplicações em que o fluxo é importante, tais como selantes ou um compósito fluido, as resinas podem utilizar uma composição de monómero diferente. No entanto, muitas outras propriedades podem ser afectadas negativamente pela escolha do monómero

	Viscosity (Pa$s)		
	TEGDMA	TEGDMA:BisEMA (1:1)	BisEMA
33% BisGMA	0.15 0.001	0.65 0.02	3.7 0.06
50% BisGMA	0.76 0.02	3.2 0.02	14.9 0.65
66% BisGMA	5.7 0.02	14.6 0.35	29.2 0.45

BisEMA, dimetacrilato de bisfenol A etoxilado; BisGMA, metacrilato de bisfenol A glicidílico; TEGDMA, dimetacrilato de trietilenoglicol.

Tabela 5.1 Viscosidade das resinas de dimetacrilato com diferentes formulações Rácio, como a sorção de água, o grau de cura, a contração de polimerização e as propriedades mecânicas.

5.6   Sorção de água, plastificação e degradação hidrolítica

A sorção de água é a quantidade de equilíbrio de água que pode ser incorporada no compósito em condições clínicas. O efeito da água num compósito pode influenciar as propriedades mecânicas, bem como a estabilidade a longo prazo, do compósito. O carácter hidrofílico relativo da resina de dimetacrilato e da carga é também um fator importante. O carácter hidrofílico da carga é determinado pela quantidade de agente de acoplamento. As especificidades do agente de acoplamento serão discutidas mais tarde, mas o agente de acoplamento actua como uma interface entre a carga e a resina de dimetacrilato. A Tabela 5.2, adaptada de Truong et al.[10] demonstra o efeito do agente de acoplamento na absorção de água da resina composta. Note-se que a resina não silanizada tem aproximadamente o dobro da sorção de água, enquanto a sorção de etanol (EtOH)/água é aproximadamente quatro vezes superior.

Um exemplo do efeito da química do dimetacrilato na sorção de água é apresentado na Tabela 5.3, adaptada de Venz et al.[11] As estruturas químicas são apresentadas nas Figs. 5.3 e 5.4. A tendência clara é que quanto mais hidrofílica for a resina, maior será a absorção de água de equilíbrio. Este facto é particularmente notório na comparação entre

Product/material	EtOH/H_2O (%)	H_2O (%)	Filler (%)	Filler type
P10	0.17	0.34	69.1	Hybrid
Concept	1.72	2.10	43.1	Microfine
Experimental silanated	1.19	0.84	51.2	Coarse
Experimental unsilanated	5.80	1.90	51.2	Coarse

Quadro 5.2 Absorção de fluido em equilíbrio de resinas compostas

Monomer	Wt% H_2O ambient	Mol H_2O/Mol Monomer, ambient	Wt% H_2O, 100% humidity	Mol H_2O/Mol Monomer, 100% humidity
HDMA	0.2	0.024	0.52	0.08
BisEMA	0.3	0.097	0.97	0.313
TEGDMA	1.0	0.164	5.45	0.866
BisGMA/ TEGDMA	1.1	0.274	3.75	0.925
UDMA	0.8	0.209	2.67	0.697
BisGMA	1.2	0.333	3.60	1.024

Tabela 5.3 Sorção de água de equilíbrio em atmosfera ambiente e após seis meses a 100% de humidade relativa

BisEMA, dimetacrilato de bisfenol A etoxilado; BisGMA, metacrilato de bisfenol A glicidílico; HDMA, dimetacrilato de hexanodiol; TEGDMA, dimetacrilato de trietilenoglicol; UDMA, dimetacrilato de uretano. BisGMA e BisEMA. A única diferença química importante é que o BisGMA tem dois grupos hidroxilo (eOH), que conferem um maior carácter hidrofílico. A sorção de água em equilíbrio do BisGMA é maior do que a do BisEMA. O dimetacrilato de hexanodiol (HDMA), com a estrutura mais hidrofóbica, tem a menor sorção de água de equilíbrio.

Um dos principais efeitos da sorção de água é a plastificação da matriz polimérica. A plastificação é causada pela presença de uma pequena molécula numa matriz polimérica de elevado peso molecular. Isto provoca uma redução da temperatura de transição vítrea e resulta num material mais macio e mais dúctil.

O conceito de transição vítrea foi introduzido no Capítulo 2; é indicativo da quantidade de movimento molecular que está a ocorrer na matriz polimérica. Quanto mais elevada for a temperatura de transição vítrea, menor será o movimento molecular e, em geral, isto conduz a um material mais rígido com um módulo de elasticidade mais elevado. A introdução de pequenas moléculas diminui a temperatura de transição vítrea e, se a transição vítrea ocorrer à temperatura ambiente ou abaixo dela, o polímero torna-se mais elástico.

Em alguns casos, esta é uma propriedade desejável; um exemplo é a folha de plástico vinílico. O plástico de vinil é fabricado a partir do polímero cloreto de polivinilo (PVC). Normalmente, este é um material rígido e é o principal componente dos tubos de canalização modernos ou tubos de PVC. No entanto, com a adição de um plastificante, este polímero rígido pode tornar-se flexível e é normalmente utilizado como um substituto económico do couro.

No caso de uma resina composta, é indesejável que o polímero amoleça. A água actua como um agente plastificante nas resinas compostas. Existem muitos exemplos na literatura de redução das propriedades mecânicas quando o compósito é exposto à água. Um exemplo é apresentado na Tabela 5.4, adaptada de Truong et al.,[10] demonstrando o efeito da sorção de água na resistência à fratura. É evidente que os provetes de ensaio que atingiram o equilíbrio de absorção de água têm uma resistência à fratura inferior à das amostras secas. Os resultados de um relatório sobre

Brand	Fracture toughness, dry	Fracture toughness, wet
Occlusin	1.78	1.00
P10	1.48	1.22
Estilux, posterior	1.12	0.72
Experimental, silanized	1.58	1.00
P30	1.17	0.79
Ful-Fil	1.16	0.76
Profile	0.95	0.63
Experimental, unsilanized	1.00	0.50
Silux	0.82	0.50
Isomolar	0.79	0.45
Concept	0.77	0.35

Tabela 5.4 Efeito da sorção de água na resistência à fratura (MPasm1/2)

O efeito do tempo em água na resistência de união in vivo para uma única resina adesiva ortodôntica é mostrado na Tabela 5.5, adaptada de Meng et al.[12]

O outro efeito importante da sorção de água é a degradação hidrolítica da resina e da interface resina-carga ao longo do tempo. Este facto tem duas consequências principais. A primeira é a libertação de subprodutos de degradação. Ao longo dos últimos anos, existem

Time in water	Bond strength	Standard deviation
Day 1	0.73	0.14
Day 2	0.72	0.02
Day 3	0.72	0.01
Week 1	0.69	0.14
Week 2	0.67	0.11
Week 4	0.58	0.06
Week 8	0.62	0.09
Week 16	0.60	0.14
Week 24	0.48	0.13
Week 32	0.46	0.24

Tabela 5.5 Efeito do condicionamento em água na adesão da resina composta ortodôntica Concise

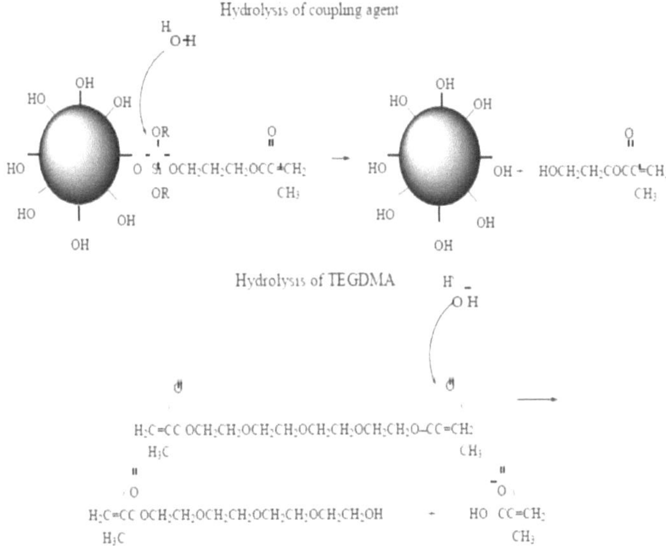

Figura 5.5 Hidrólise do agente de acoplamento e do dimetacrilato de trietilenoglicol.

Têm sido muitos os estudos dedicados aos potenciais problemas de risco biológico causados pela libertação de compostos orgânicos no ambiente. Embora a ocorrência resultante de problemas clínicos não tenha sido esclarecida, esta tem sido uma área de preocupação.[13,18] A outra consequência importante é a degradação das propriedades mecânicas. Todos os polímeros de metacrilato têm ligações éster que são susceptíveis de degradação hidrolítica. A quebra destas ligações é equivalente a reduzir a reticulação ou o grau de cura. Como se mostra na Fig. 5.5, a água pode ser incorporada numa ligação éster e quebrar a ligação. Este é um processo lento que ocorre numa escala de tempo de meses e anos. No entanto, os danos nas propriedades mecânicas podem acumular-se ao longo do tempo e reduzir a longevidade clínica. A Fig. 5.5 também demonstra que pode ocorrer hidrólise entre o agente de acoplamento e o material de enchimento. Esta interface é muito importante para manter as propriedades mecânicas de uma resina composta.

5.7 Contração de polimerização

A contração por polimerização é um conceito muito simples, mas tem implicações muito importantes na estabilidade a longo prazo de uma resina composta. Como resultado do processo de polimerização, o líquido ou a resina é convertido num sólido, o que resulta numa alteração de densidade que reduz o volume total. Estes fenómenos podem levar a tensões internas e tensões nas margens da restauração. Estas tensões, ao longo do tempo, podem levar a fugas marginais e cáries secundárias.

A contração da polimerização é inerente à cura dos metacrilatos.[19,24] Os únicos métodos conhecidos para reduzir o encolhimento são a redução do número de metacrilatos ou

Composite type	Average particle size
Macrofill	10-100 mm
Midifill (conventional)	8-10 mm
Small particle filler	0.1-3.0 mm
Microfill	0.02-0.04 mm
Nanofilled	0.005-0.075 mm
Hybrids	Mixture of particle size

Quadro 5.6 Tipos de resinas compostas classificados por tamanho de partícula

utilizar uma nova química de polimerização. As restaurações à base de silorano (Filtek Silorane, 3M) são um exemplo de uma nova química numa resina composta comercial.[25,30] A outra estratégia consiste em aumentar o nível de carga, reduzindo assim o número total de metacrilatos. O aumento do peso molecular do monómero, mantendo apenas dois grupos de metacrilato, reduzirá o número de metacrilatos polimerizáveis na resina. No entanto, qualquer uma destas estratégias aumentará a viscosidade da resina não polimerizada. Devido ao limite superior da viscosidade, a redução dos grupos metacrilato é limitada.

4.8   Enchimento

A carga ou componente inorgânico confere dureza e resistência ao desgaste. As propriedades da resina composta podem ser manipuladas através da variação da carga de enchimento (percentagem), do tamanho das partículas e do agente de acoplamento. Os compósitos são frequentemente classificados por tamanho de partícula (Tabela 5.6, adaptada de Mikhail et al.[31]). Para além das macro cargas, a maioria destas ainda está disponível, e os híbridos e as micro cargas são amplamente utilizados.

O agente de acoplamento é uma camada interfacial concebida para ligar quimicamente a carga à matriz polimérica. A estrutura e o processo de ligação de um agente de acoplamento ao material de enchimento são apresentados na Fig. 5.6. O agente de acoplamento tem um grupo metacrilato que pode polimerizar com a matriz. Para além disso, existem grupos de silanol que, quando expostos à água, se ligam aos grupos de álcool na superfície do material de enchimento.

Foi demonstrado que os agentes de acoplamento que proporcionam a silanização das cargas melhoram as propriedades mecânicas das resinas compostas. Condon et al.[32] demonstraram que a silanização das partículas de carga melhorava a resistência ao desgaste dos compósitos. Foram registados resultados semelhantes para os compósitos com microenchimento.[33] Outras propriedades mecânicas são também melhoradas pela silanização das cargas.[34]

5.9 Desgaste

O desgaste é uma propriedade importante para as resinas compostas e é uma quantificação do material perdido devido ao contacto repetido com outra superfície.[35,41] A abrasão e o atrito são

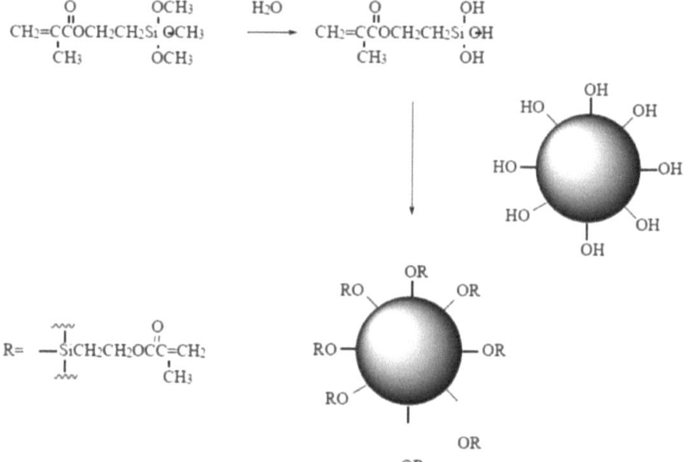

Figura 5.6 Funcionalização do material de enchimento com agente de acoplamento de silano.

As duas principais formas de quantificação do desgaste na literatura. A abrasão corresponde a uma situação análoga à abrasão de uma superfície por uma lixa. O atrito adiciona um vetor de força normal à superfície e é equivalente a atingir uma superfície com um objeto e depois arrastar o objeto ao longo da superfície. Os conceitos são descritos com mais precisão noutro local, mas estas descrições fornecem uma imagem mental de como o desgaste é quantificado.

5.10   Carregamento de material de enchimento

Quanto maior for o rácio entre a carga e a resina, maior será a resistência ao desgaste e o módulo de elasticidade da resina composta resultante. Além disso, o encolhimento da polimerização também é menor porque há menos grupos de metacrilato para um determinado volume da resina composta. A desvantagem do aumento da carga de enchimento é que a viscosidade aumenta. Em aplicações como facetas ou adesivos, os níveis de carga são mais baixos em comparação com as resinas compostas. Nestas aplicações, a capacidade de fluir para a microestrutura do dente para melhorar a ligação e o contacto interfacial é mais importante do que a resistência ao desgaste ou o módulo de elasticidade. Algumas aplicações de restauração em áreas de baixa tensão utilizarão resinas compostas com níveis de carga mais baixos em comparação com as resinas compostas posteriores. Os compósitos fluidos são um exemplo das resinas compostas com menor carga de enchimento.

5.11   Tamanho das partículas

O tamanho médio das partículas tem uma influência significativa no desgaste e na capacidade de polimento de uma resina composta. Quanto mais pequeno for o tamanho das partículas, maior será a resistência ao desgaste, e

Brand	Type	Contact fatigue cycles 3 10^3	Flexural fatigue cycles 3 10^4
Shofu FX	Conventional glass ionomer cement (GIC)	1.44 (0.19)	28.8 (4.6)
Shofu II	Conventional GIC	1.63 (0.720)	26.9 (1.6)
Vitremer	Resin-modified GIC	9.15 (0.91)	53.0 (10.2)
Dyract	Compomer	51.8 (5.35)	72.9 (14.7)
Silux Plus	Microfilled composite	1339 (200)	72.5 (3.4)
Z100	Hybrid composite	42.7 (18.1)	126.3 (3.1)

Tabela 5.7 Fadiga de contacto e flexão de materiais de restauração dentária. Os valores são a média (desvio padrão)

Melhor polimento.[42,46] A desvantagem de um tamanho de partícula mais pequeno é que, à medida que a área de superfície aumenta, o aumento da viscosidade é maior por unidade de peso. Os compósitos fluidos ou microfinos contêm partículas nanométricas, mas estão limitados a 50% de carga, enquanto os compósitos padrão têm 65-75% de carga.

As resinas compostas apenas com partículas nanométricas têm um módulo de elasticidade mais baixo e uma maior contração em comparação com os compósitos convencionais. Os compósitos híbridos incorporam cargas de tamanho nanométrico e micrométrico. Este compromisso permite obter resinas compostas com elevado grau de enchimento, mas com algumas das propriedades desejáveis de desgaste e polimento conferidas pelos nanocarregadores.

Na Tabela 5.7, adaptada de McCabe et al.[47] , é examinada a resistência de vários materiais dentários à fadiga por abrasão e à fadiga por flexão. Os resultados medem o número de ciclos de tensão de abrasão ou de flexão antes de o espécime de teste falhar. É de salientar a diferença entre o Silux Plus, um microfill, e o Z100, um compósito híbrido.

O Silux plus tem um valor muito elevado para a fadiga de contacto porque as nano cargas proporcionam uma excelente resistência ao desgaste. No entanto, apenas é observada uma resistência modesta à fadiga por flexão devido aos níveis mais baixos de carga. O Z100 apresenta o comportamento oposto devido aos níveis mais elevados de carga e ao maior tamanho médio global de carga.

5.12   Iniciador

O objetivo de um sistema iniciador é controlar a cura das resinas de metacrilato; serve como um "gatilho" para iniciar o processo. A polimerização dos metacrilatos é iniciada por radicais livres, que têm electrões não emparelhados.

Estes iniciadores geram um nível suficiente de radicais livres para sustentar o processo de polimerização. Os metacrilatos com polimerização iniciada por radicais livres são amplamente utilizados em medicina dentária. A polimerização por radicais livres é um processo rápido e não é sensível à água. Além disso, em comparação com outros sistemas, os metacrilatos e os sistemas iniciadores não são tóxicos.

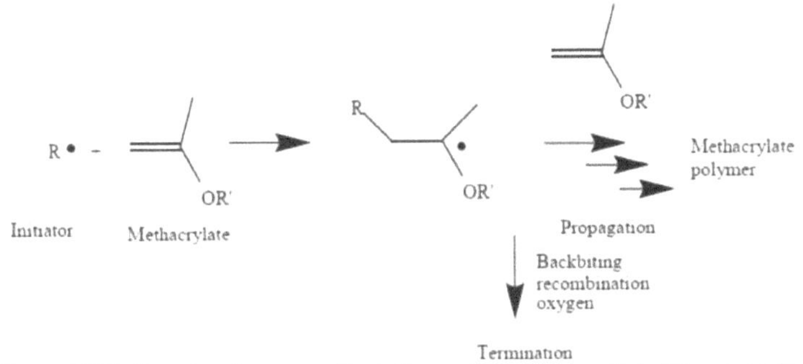

Figura 5.7 Polimerização por radicais livres de um metacrilato (Esquema 1).

A polimerização de metacrilatos pode ser iniciada por três métodos diferentes: luz, calor e mistura. O papel do sistema iniciador é converter esses estímulos externos em radicais livres.[48,49] A luz e a mistura são os métodos de cura que mais interessam aos ortodontistas, pois podem ser utilizados na cavidade bucal. O calor é comumente utilizado em próteses e em outras aplicações de restauração indireta. Um exemplo genérico de polimerização por radicais livres é mostrado no Esquema 1 da Fig. 5.7. Note-se que existem vários caminhos potenciais para terminar a propagação dos radicais livres. Os detalhes da reação de terminação podem ser encontrados noutro local.[50] A velocidade de iniciação e de propagação deve ser tal que supere qualquer reação de terminação.

5.13   Cura ligeira

A fotopolimerização é o método mais comum de iniciação para restaurações diretas e sistemas adesivos.[49,51] As duas principais vantagens são o facto de não ser necessário misturar e de a luz proporcionar uma cura por comando. Enquanto não houver um gatilho de luz, existe essencialmente um tempo de trabalho indefinido. O material pode ser moldado e manipulado até que a luz seja aplicada. As duas principais desvantagens da fotopolimerização são a profundidade de polimerização limitada e o facto de a polimerização não ocorrer sob substâncias opacas. Este é um problema particular dos brackets ortodônticos que são frequentemente curados lateralmente.

O sistema iniciador primário para a fotopolimerização utiliza a canforoquinona (CQ) e o metacrilato de dimetilamino etilo (DMAEM). Como se mostra no Esquema 2 (Fig. 5.8), o papel da CQ é absorver a luz visível e transferir um eletrão livre para o DMAEM. Este radical livre iniciará então a polimerização dos monómeros de metacrilato.

5.14   Cura a frio

A cura a frio é uma cura iniciada pela mistura de dois componentes, de modo a que o radical livre seja gerado por uma reação redox. A principal vantagem da cura a frio é que

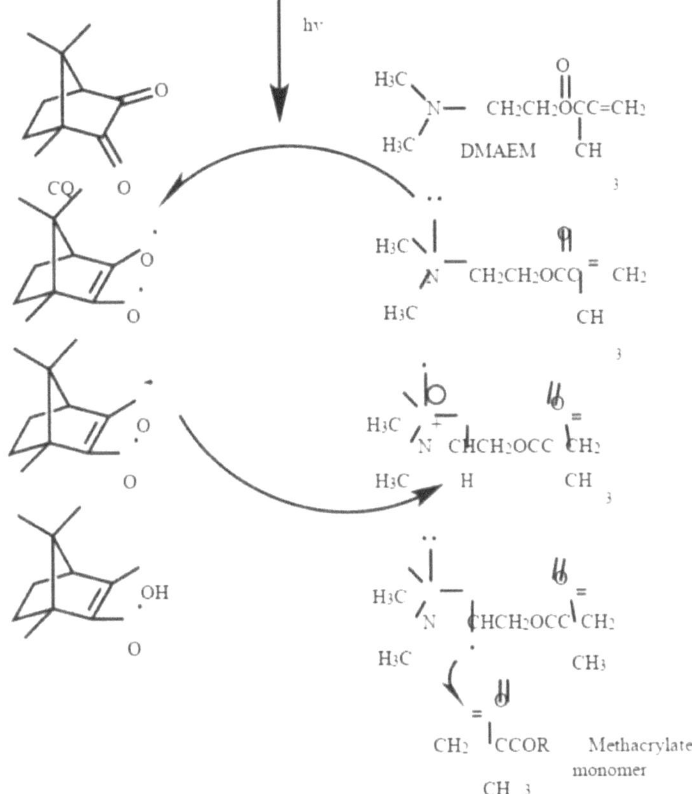

Figura 5.8 Polimerização por luz visível iniciada por canforoquinona e metacrilato de dimetilamino etilo (Esquema 2). O fotão de luz incidente é representado por hv, em que h é a constante de Planck e v é a frequência.

O compósito cura sem qualquer instrumentação especial, em condições ambientais e sob materiais opacos. As principais desvantagens são o facto de ser necessário misturar e de o grau de cura não ser frequentemente tão elevado como o dos compósitos fotopolimerizáveis.[52] Existem também limitações para a viscosidade do material, uma vez que a mistura é necessária.

A reação primária é apresentada na Fig. 5.9 (Esquema 3). Uma amina reage com um peróxido para formar um radical livre e iniciar a polimerização. Muitas destas combinações são conhecidas como sistemas iniciadores.[53,54] O compósito é formulado como parte A e parte B, com a parte A contendo a amina e a parte B o peróxido. Ambas as partes contêm metacrilato e carga, e muitas vezes estes compósitos são dispensados em cartuchos que misturam as duas partes.

5.15 Cura dupla

Os compósitos de cura dupla são uma combinação de mecanismos de cura à luz e de cura a frio. Estes sistemas têm uma parte A e uma parte B do sistema redox, juntamente com uma luz visível

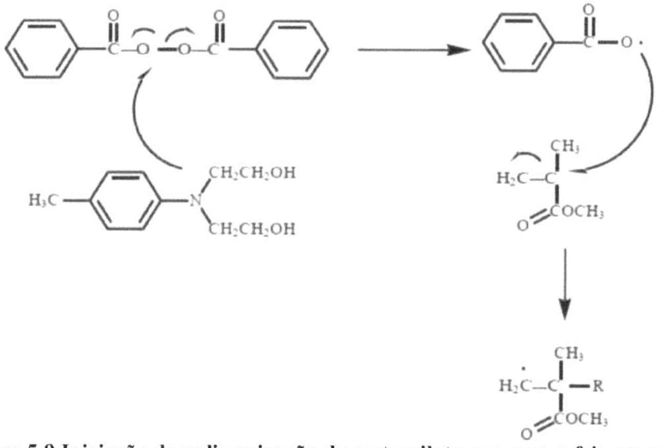

Figura 5.9 Iniciação da polimerização do metacrilato por cura a frio através da reação redox entre o peróxido e a amina (Esquema 3).

Iniciador. É necessária uma mistura inicial, mas a luz é depois utilizada para polimerizar o compósito, enquanto a reação redox polimeriza onde a luz não penetra. Estes sistemas são particularmente úteis em compósitos de enchimento em massa e em áreas onde a luz pode não entrar em contacto com todo o compósito.55 Estas vantagens são benéficas para restaurações profundas onde não é realizada a estratificação, apenas com o inconveniente de um passo de mistura. Uma vez que a polimerização iniciada pela luz produzirá um maior grau de conversão, ocorrem maiores níveis de polimerização nas superfícies que se deparam com as maiores tensões e desgaste.

5.16 Grau de cura

Um dos parâmetros mais importantes de um sistema de iniciação é o grau de cura resultante. Esta é uma medida de quantos grupos de metacrilato são polimerizados, dividida pelo número de grupos de metacrilato iniciais. Os compósitos fotopolimerizados têm um grau de cura que varia entre 55% e 75%.[56] Em geral, quanto maior for o grau de cura, maiores serão as propriedades mecânicas. Isto aplica-se ao módulo de elasticidade, à resistência à tração e a outros parâmetros físicos, como a absorção de água e o desgaste.[34] Condon et al.[32] verificaram que o aumento do grau de cura de 56% para 66% aumentava a resistência do compósito ao desgaste. A Tabela 5.8, adaptada de Condon et al.,[32] apresenta os resultados desta investigação. Um grau de cura mais elevado também reduz a quantidade de monómero não polimerizado que pode ser lixiviado do compósito. Anseth et al.[56] estimaram que, a 75% de cura, 6,25% do monómero não reage e não é incorporado na rede reticulada. Tal como acontece com os produtos de decomposição hidrolítica, existem preocupações sobre o efeito do monómero não polimerizado que escapa dos compósitos.

Cure time	Baseline	6 months	1 year	2 years
9s	10(5)	81(40)	97(44)	144(62)
12 s	8(4)	62(34)	74(38)	112(51)
25 s	5(3)	35(24)	43(28)	69(40)
40 s	5(4)	25(19)	32(24)	50(31)

Tabela 5.8 Efeito do grau de cura nas propriedades de desgaste. Desgaste médio (desvio padrão) em microns

5.17 Parâmetros que afectam a cura

Muitos factores afectam o grau de cura. Dois dos mais importantes são a viscosidade e a presença de oxigénio. Sabe-se que o oxigénio termina a polimerização radical livre e é observado na camada de inibição de oxigénio comum aos selantes e às resinas compostas. Nas superfícies, onde a concentração de oxigénio é elevada, a inibição é suficiente para que a polimerização seja efetivamente impedida.

A viscosidade da resina não polimerizada também afectará o grau de cura. Para que um radical livre se propague, tem de entrar em contacto com um grupo de metacrilato não polimerizado. Quando a matriz de resina atinge uma determinada viscosidade, denominada vitrificação, não é possível qualquer polimerização adicional. À medida que o processo de cura prossegue, a viscosidade aumenta até ser atingida a vitrificação. A mobilidade molecular é insuficiente para que os radicais livres se liguem ao monómero. Para um determinado sistema de resina, o ponto de vitrificação é um valor fixo; quanto maior for a viscosidade inicial, menor será a conversão necessária para atingir o ponto de vitrificação.

Dois outros factores significativos que afectam o grau de cura são a fonte de luz e a duração da exposição. Existem muitos estudos que demonstraram que esses dois parâmetros são importantes para resinas compostas e adesivos ortodônticos. A Tabela 5.9, adaptada de Santini et al.[5 7] compara o grau de cura de três adesivos ortodônticos utilizando três fontes de luz diferentes.

Adhesive	Value for dual peak	Blue phase dual peak	Blue phase single peak
APCþ	61.0 (6.5) a	59.8 (4.2) b	63.3 (5.9) c
Opal bond	60.9 (5.3) a	59.6 (5.2) b	61.5 (5.3) c
Light bond	46.3 (5.1)	45.9 (3.2)	45.8 (2.7)

Tabela 5.9 Grau de cura (%) em função da fonte de luz. (Os parênteses são desvios padrão e as letras indicam valores que não são significativamente diferentes).

Bisfenol A e materiais ortodônticos

6.1   Adesivos ortodônticos

B ligação de braquetes ao esmalte tem sido uma questão crítica e duradoura na pesquisa ortodôntica. Os princípios biomecânicos exigiam uma interface relativamente inelástica que transferisse uma carga aplicada ao braquete diretamente para o dente ou para a sua raiz. Além disso, o acoplamento de um fio ao braquete não deveria exceder a resistência de união entre o braquete e o dente.[22] Com base nestes requisitos, foi realizado um volume considerável de investigação com o objetivo de encontrar novos materiais e novas perspectivas na área dos adesivos ortodônticos. A exposição do adesivo ortodôntico ao ambiente oral envolve três padrões:

1. As margens periféricas do bracket: a espessura média destas margens foi quantificada entre 150 e 250 mm.[23] O efeito do envelhecimento e da lixiviação do material ao longo destas margens e em condições orais pode não ser tão potente.

2. Retentores linguais fixos colados: os retentores fixos são utilizados em ortodontia há muitos anos. Em ambas as arcadas, mandibular e maxilar, elas são usadas rotineiramente por um período prolongado de tempo ou mesmo permanentemente. O uso dessas contenções coladas tem sido comprovado e bem documentado como sendo eficiente na prevenção de recidivas do tratamento ortodôntico na maioria dos pacientes.[24] Dois tipos principais de retentores fixos são geralmente usados: fios de grande diâmetro, geralmente feitos de aço inoxidável, colados apenas nas superfícies linguais dos caninos, ou fios de pequeno diâmetro colados nas superfícies linguais de todos os seis dentes anteriores. Para a colagem de ambos os tipos de contenção, são utilizados adesivos ortodônticos específicos, principalmente fotopolimerizáveis. O adesivo, neste caso, é utilizado num modo que envolve a exposição total da sua superfície ao meio bucal. Um rácio superfície/volume extremamente grande do adesivo aplicado é a principal razão que aumenta a sua reatividade com o ambiente oral circundante e facilita o envelhecimento e a degradação, com uma libertação imprevisível de BPA.[25]

3. Remoção dos brackets e limpeza da superfície do esmalte: este procedimento segue-se à conclusão do tratamento ortodôntico.[26] Esta técnica padrão envolve a trituração e a remoção da camada adesiva que existia entre o bracket e o dente, utilizando instrumentos rotativos a baixa ou alta velocidade. Este processo liberta três fragmentos principais no aerossol que é criado: pedaços da matriz polimérica, subprodutos da degradação da carga e partículas do desgaste da broca.[27]

A natureza potencialmente perigosa deste aerossol é dupla. As potenciais preocupações prendem-se com a saúde respiratória do doente e da equipa que presta o tratamento, uma vez que a poeira produzida é capaz de atingir os alvéolos dos pulmões.[27,29] Em primeiro lugar, se for considerada a exposição da equipa médica a longo prazo, a importância destas preocupações pode ser facilmente assumida. Em segundo lugar, as partículas resultantes da presença de um anel duplo de benzoílo nos monómeros de bis-GMA libertados conduzem à formação e libertação de BPA e, consequentemente, a uma ação hormonal potencialmente perturbadora.[30,33]

6.2   Adesivos ortodônticos: libertação in vitro de bisfenol A

Os estudos publicados são contraditórios no que diz respeito aos parâmetros qualitativos e quantitativos de eluição e libertação de BPA dos adesivos, provavelmente devido às diferentes metodologias que têm sido utilizadas. Eliades et al. foram os primeiros a investigar a libertação de BPA de adesivos ortodônticos após o seu envelhecimento acelerado artificial com um estudo in vitro.[34] Os resultados não mostraram qualquer indicação de BPA identificado para qualquer tipo de adesivo em todos os intervalos de tempo utilizados no estudo, ou seja, 1 dia e 1, 3 e 5 semanas. No entanto, os autores concluíram que, embora a ausência de libertação de BPA tenha sido demonstrada num ambiente particularmente severo e em condições artificiais de envelhecimento acelerado, estes resultados não devem ser extrapolados de forma inquestionável para condições clínicas reais. As razões apresentadas foram três: (1) Inicialmente, a análise dos extractos de adesivos deve ser tratada com precaução, no que diz respeito à estrogenicidade dos polímeros, devido à reatividade documentada do BPA a níveis muito baixos.[35] (2) Além disso, o nível do limiar de deteção do aparelho analítico utilizado pode estar muito acima dos potenciais níveis de BPA nas amostras analisadas. (3) Finalmente, o envelhecimento intra-oral, que é bastante inconsistente com o envelhecimento reprodutivo extra-oral, envolve um envelhecimento mecânico e químico complexo com a ação de enzimas humanas, como as esterases, que induzem a degradação.[36]

Protocolo e técnicas semelhantes para avaliar a libertação de BPA com a investigação anterior foram também utilizados num estudo in vitro recente de Sunitha et al.[37] O objetivo deste estudo foi avaliar o BPA libertado de um adesivo ortodôntico variando a distância da ponta de fotopolimerização e correlacioná-lo com o grau de conversão (DC). O DC de um material de resina composta é a extensão da transformação das ligações duplas de carbono (C=C) que existem no monómero em ligações simples de carbono (C-C) para formar polímeros durante o processo de polimerização.

processo de polimerização. Verificou-se que este processo afecta significativamente as propriedades físicas,[38,39] mecânicas,[40,42] e biológicas[43] das resinas compostas dentárias. Os resultados do estudo mostraram que um aumento da distância entre a ponta fotopolimerizadora e o adesivo provocou uma diminuição da DC, o que, por sua vez, levou a uma maior libertação de BPA.

A liberação de BPA de um adesivo ortodôntico utilizado para a colagem de retentores fixos linguais na superfície dos dentes também foi estudada recentemente por Eliades et al.[2] 5 Para esse estudo, foram utilizados 18 dentes recém-extraídos, divididos em três grupos de seis dentes cada. Um adesivo fotopolimerizável foi colado a um fio twist-flex ajustado à superfície lingual dos dentes. Em seguida, as arcadas foram imersas em água bidestilada por 10, 20 e 30 dias. Posteriormente, a concentração de BPA nos três eluentes foi investigada por cromatografia gasosa e espetroscopia de massa. Os resultados revelaram quantidades mensuráveis de BPA para todos os grupos, sendo a mais elevada (2,9 mg/L) encontrada no meio de imersão para o grupo de 30 dias. O grupo de controlo, que consistia em dentes mantidos em meios de imersão, apresentou BPA na ordem dos 0,16 mg/L. O estudo in vitro mais recente foi realizado por uma equipa de investigadores polacos. Este estudo avaliou a libertação de BPA, poli-BPA e bis-GMA de seis adesivos ortodônticos baseados em polímeros fotopolimerizáveis. Após períodos de observação de 1 hora, 24 horas, 7 dias e 30 dias, os eluatos contendo os adesivos polimerizados foram descongelados e analisados quanto à presença de BPA. Dos seis materiais ortodônticos avaliados, foi confirmada a presença de BPA nos eluatos de um deles. Em todos os períodos de observação, o BPA foi detectado em soluções provenientes de amostras de um adesivo que estavam armazenadas em água. De forma intercalada, as concentrações de polímeros de BPA libertados foram significativamente mais elevadas após 1 h, em comparação com quantidades identificáveis após outros períodos de observação.

6.3 Adesivos ortodônticos: estrogenicidade in vitro

A contribuição real das quantidades anteriores de BPA para adolescentes e adultos permanece indefinida, e não é provável que tenha um efeito direto, considerando a idade do paciente ortodôntico médio na fase de retenção do tratamento, que pode ser bem superior a 14 anos de idade. Nesses estágios de desenvolvimento, a ação do BPA pode não ter os efeitos distintos relatados no útero ou nos estágios iniciais da vida. Por outro lado, os bebés e as crianças, examinados quilo a quilo, têm consumos relativos mais elevados de muitas substâncias químicas ambientais amplamente detectadas, porque comem, bebem e respiram mais do que os adultos.[44] Uma declaração recente do Programa Nacional de Toxicologia dos EUA concluiu que, para além das doses elevadas, o BPA pode apresentar uma diversidade de efeitos em doses muito mais baixas.[12] Um exemplo é o dos ésteres de ftalato, por exemplo, o octafenol, que é adicionado aos plásticos para os tornar mais flexíveis, duráveis e transparentes. Estes plastificantes são capazes de alterar a absorção de dopamina pelas células hipotalâmicas, a níveis tão baixos como 10 partes por trilião.[45] Por conseguinte, existe infelizmente uma grande margem de incerteza quanto ao potencial estrogénico do BPA, mesmo que se consiga obter uma estimativa quantitativa precisa e fiável.

Além disso, existem cerca de 20 formulações diferentes de bisfenol, e algumas partilham a ação estrogénica com o BPA, como o bis-DMA.[30] Assim, a análise direta da ação estrogénica, artificial ou não, de eluentes adesivos envelhecidos pode ser o método de escolha para a investigação da potencial ação estrogénica dos polímeros ortodônticos.

A avaliação da estrogenicidade das resinas adesivas ortodônticas com estudos in vitro começou a florescer principalmente nos últimos 10 anos. Eliades et al. avaliaram a ação estrogênica de uma resina adesiva ortodôntica fotopolimerizável e de uma quimicamente polimerizável.[46] Os adesivos foram colados em 40 braquetes de aço inoxidável, divididos em dois grupos iguais. O manuseamento clínico dos materiais foi simulado de forma fiável. No total, foram preparadas três séries representativas de amostras para cada grupo de adesivo e braquete. Após imersão dos espécimes em solução salina normal, foram recolhidas amostras de eluente de cada grupo 1 dia e 1 semana após a incubação. A provável estrogenicidade foi medida pelo efeito dos eluentes na proliferação das células. As células de cancro da mama MCF-7 responsivas aos estrogénios e as células de adenocarcinoma da mama humano MB-231 insensíveis aos estrogénios foram utilizadas como grupo ativo e como controlo, respetivamente.

Os dados de ambas as linhas celulares indicaram que não foi detectada qualquer atividade estrogénica em

os eluentes das resinas testadas. Gioka et al. consideraram que, embora as amostras de adesivo ortodôntico a granel, não danificadas, utilizadas na investigação anterior, não tivessem demonstrado ação estrogénica, as caraterísticas biológicas das suas partículas em pequena escala não tinham sido avaliadas.[26] Um dos objectivos deste estudo subsequente foi avaliar a estrogenicidade das partículas de adesivo ortodôntico montadas por descolagem simulada. Um adesivo quimicamente curado e um fotopolimerizável foram incluídos no estudo. Os espécimes foram preparados através da simulação de procedimentos clínicos de colagem. Os adesivos preparados com este método foram triturados em câmaras de vidro com uma peça de mão dentária de alta velocidade. As quantidades recolhidas dos adesivos triturados foram imersas em solução salina durante 1 mês a 37ºC, reproduzindo a temperatura corporal. A estrogenicidade foi novamente avaliada com uma linha celular responsiva aos estrogénios derivada de adenocarcinoma da mama humano (MCF-7). O estradiol e o BPA foram utilizados como controlos positivos e a solução salina como controlo negativo. Observou-se que a taxa de proliferação das células MCF-7 era claramente elevada, 160% e 128%, em comparação com o controlo para as colas quimicamente curadas e fotopolimerizadas, respetivamente. Ambas as colas demonstraram, portanto, um comportamento estrogénico. A possibilidade de efeitos irrelevantes para a estrogenicidade interferirem com a proliferação foi excluída, uma vez que a linha celular MB-231, insensível aos estrogénios, não mostrou qualquer discrepância nos grupos experimentais.

6.4 Adesivos ortodônticos: libertação in vivo de bisfenol A e estrogenicidade

A estrogenicidade em eluentes de colas testadas com estudos in vitro é normalmente medida por um ensaio estabelecido, por exemplo, como visto anteriormente, através da estimativa da proliferação da linha celular responsiva aos estrogénios. Sabe-se que estas células expressam receptores de estrogénio, o que é de extrema importância para o efeito proliferativo dos estrogénios. O método típico para medir a ação estrogénica in vivo é o aumento dos índices mitóticos dos epitélios de roedores.[47] Esta estratégia pode ter, no entanto, uma relevância limitada para os seres humanos. Isto porque a estrogenicidade é diminuída nos microssomas hepáticos de ratos, em contraste com o fígado humano.[48] Além disso, foram identificados receptores para estrogénios nos tecidos gengivais humanos, o que fornece provas de que este tecido pode ser um órgão-alvo para as hormonas sexuais humanas.[49] Há também indicações de uma influência das hormonas sexuais no epitélio humano oral que reage a desafios químicos.[50] Observou-se que a mucosa oral de mulheres na pré-menopausa, em comparação com a de mulheres na pós-menopausa, era sensivelmente mais sensível ao lauril sulfato de sódio presente nas pastas de dentes.

A informação actualizada sobre a avaliação in vivo do BPA libertado por adesivos ortodônticos em seres humanos é fornecida principalmente por duas publicações recentes:

1.   Kang et al. avaliaram as alterações no nível de BPA na saliva e na urina antes e depois da colocação de um retentor com ligação lingual na dentição inferior de 22 voluntários.[51] As amostras foram obtidas imediatamente antes da colocação do retentor e 30 min, 1 dia, 1 semana e 1 mês após a colocação. O único nível significativo de BPA foi detectado na saliva recolhida imediatamente após a colocação do retentor lingual. A idade e o sexo dos voluntários não pareceram afetar o nível de BPA na saliva ou na urina. O nível salivar de BPA (média de 5,04 ng/mL, níveis variando de 0,85 a 20,88 ng/mL) observado na amostra imediatamente coletada foi muito menor do que a dose diária de referência. No entanto, concluiu-se que, uma vez que existe alguma evidência de "efeito de dose baixa", os clínicos devem reduzir a espessura da camada não curada do adesivo, utilizando a profilaxia de superfície de pedra-pomes.

O limite de exposição humana dos EUA e a Autoridade Europeia para a Segurança dos Alimentos fixaram o nível de DDA de BPA em 50 mg/kg/dia.[17,52] O nível de BPA libertado pelo retentor com ligação lingual neste estudo foi muito inferior a estas doses. No entanto, como já foi referido, existe alguma controvérsia relativamente ao nível seguro de exposição ao BPA. A necessidade de uma nova avaliação dos riscos do BPA foi proposta por vom Saal e Hughes,[53] que basearam esta proposta em mais de 100 resultados de estudos in vivo e in vitro que indicam que um nível de BPA muito inferior a 50 mg pode causar alterações nas actividades biológicas das células em cultura.

2.   Kloukos et al. avaliaram a quantidade in vivo de BPA libertada de um adesivo ortodôntico curado com luz visível, imediatamente após a colagem de brackets.[54] Vinte pacientes receberam 24 braquetes ortodônticos em ambas as arcadas dentárias. No grupo A, 25 mL de água da torneira foram utilizados para o enxágue bucal, enquanto no grupo B, foi utilizada uma formulação de enxágue bucal simulado, consistindo de uma mistura de 20 mL de água deionizada e 5 mL de etanol. As soluções de enxaguatório foram coletadas antes, imediatamente após a colocação dos aparelhos ortodônticos e após a lavagem da cavidade bucal, sendo

armazenadas em tubos de vidro. Foi observado um aumento na concentração de BPA imediatamente após o primeiro enxágue pós-colagem, para ambos os meios de enxágue, que foi reduzido após o segundo enxágue pós-colagem. Os espécimes de água da torneira exibiram níveis mais elevados de BPA do que os espécimes de água desionizada/etanol após o primeiro e o segundo enxaguamento pós-ligação. Foi observado um padrão significativo de aumento da concentração de BPA, seguido de uma diminuição que atingiu os valores iniciais. Os autores, mais uma vez, concluíram que a quantidade de BPA era relativamente baixa e muito abaixo dos limites de referência do TDI.

Por último, é de salientar que existem vários relatos de dermatite alérgica que afectam o pessoal dentário,[55,60] que podem ser razoavelmente atribuídos aos monómeros libertados pelas resinas compostas dentárias e, no presente contexto, pelos adesivos ortodônticos. Existe também um número menor de casos relatados de respostas alérgicas por parte dos pacientes, que parecem estar relacionadas com os monómeros. O último destes relatórios[60] descreveu dois casos de reação alérgica de dermatite de contacto ao bis-GMA durante a aplicação de aparelhos ortodônticos fixos. Os autores concluíram que esses casos destacaram a importância de duas questões para os clínicos: (1) a necessidade de documentar qual agente de união específico foi utilizado, em vez de apenas registrar "colagem superior e inferior" e (2) que todos os adesivos dentários não têm a mesma composição, ou seja, alguns contêm bis-GMA e outros não.

6.5 Braquetes de policarbonato: libertação in vitro de bisfenol A

Suzuki et al. foram os primeiros investigadores a descrever a libertação de BPA de brackets ortodônticos de policarbonato.61 Os materiais utilizados nesta experiência in vitro incluíram quatro tipos diferentes de brackets ortodônticos de policarbonato. A análise das quantidades totais e liberadas de BPA resultou na conclusão de que, durante a síntese dos policarbonatos, o BPA não reagido provavelmente permanece no interior dos materiais e é liberado quando eles são imersos em água ou solventes orgânicos. Além disso, no caso dos policarbonatos, as condições térmicas durante a incorporação de cargas e o fabrico de restaurações dentárias levam à decomposição do polímero e à produção de BPA.

Watanabe et al. investigaram posteriormente a alteração do teor de BPA num bracket ortodôntico de policarbonato e as suas caraterísticas de lixiviação durante a incubação em água.[62]

Os brackets de policarbonato foram colocados em água a 37 C e 60 C. O conteúdo de BPA no bracket e a quantidade de BPA libertada para a água foram analisados em diferentes intervalos de tempo. O conteúdo de BPA aumentou na água com o tempo e foi 3,8 vezes após 12 meses a 37 C e 12,4 vezes após 14 semanas a 60 C, em comparação com o valor inicial. A taxa de libertação de BPA aumentou assim com o tempo.

Estes resultados experimentais foram confirmados num estudo de acompanhamento com o objetivo de investigar a degradação a longo prazo dos policarbonatos e a formação de BPA in vivo e in vitro.[63] A degradação de braquetes de policarbonato colocados na cavidade oral durante 40 meses foi examinada para obter informações sobre a morfologia da superfície, o teor de BPA, o peso molecular e o teor de carga de vidro. A libertação de BPA de policarbonatos utilizados em brackets ortodônticos, coroas temporárias e resinas de base de dentadura foi examinada após imersão em água a 37 C durante 34 meses. Este estudo foi efectuado principalmente in vitro, mas uma filosofia in vivo foi também depreendida do exame de brackets retirados das cavidades orais de três pacientes. Os resultados mostraram uma relação linear para a quantidade cumulativa de BPA eluída na água em função do tempo para o bracket, placa de prótese e coroa temporária. O eluato de BPA aumentou linearmente com o tempo durante 12-34 meses, e a eluição de BPA foi mais rápida para o suporte de policarbonato. A formação e a libertação da maior quantidade de BPA para o bracket estavam correlacionadas com a maior quantidade de absorção de água no bracket (2,69%) em comparação com a da placa de prótese e da coroa temporária (0,07%).

6.6   Suportes de policarbonato: libertação in vivo de bisfenol A e estrogenicidade

A libertação in vivo de BPA e a estrogenicidade in vivo dos policarbonatos ortodônticos são apenas sugeridas como consequências lógicas dos dois estudos in vitro de Watanabe et al.[62,63] que foram discutidos anteriormente:

1. O primeiro estudo especificou o conteúdo de BPA nos brackets de policarbonato retirados de pacientes e tentou esclarecer se o conteúdo de BPA poderia mudar na cavidade oral. Verificou-se que o teor de BPA em cinco amostras variava entre 56 e 102 mg/g após 5-15 meses. O teor de BPA não estava necessariamente correlacionado com o tempo que os brackets tinham permanecido na cavidade oral. Os resultados sugerem que o policarbonato se degradaria na cavidade oral, produzindo

BPA. Com base nos resultados in vitro, a quantidade de BPA libertada na cavidade oral durante o período de 5-15 meses pode ser estimada num máximo de 3,8 mg/g. Esta estimativa foi considerada razoável porque os teores de BPA in vivo (56-102 mg/g) eram inferiores aos in vitro (132 mg/g) e a libertação de BPA deveria ser proporcional ao teor de BPA.

2. O segundo estudo sugeriu que o BPA foi libertado do suporte na cavidade oral mais do que o esperado a partir dos dados in vitro. No entanto, foi difícil estimar a quantidade de BPA libertada. Os dados in vitro obtidos em água a 37 C foram os seguintes: o conteúdo de BPA no suporte e a libertação de BPA foram 132 e 3,8 mg/g após 12 meses e 472 e 37,4 mg/g após 34 meses, respetivamente. Por conseguinte, esperava-se que o teor de BPA fosse de 132-472 mg/g durante 12-34 meses. No entanto, o teor de BPA in vivo foi de 39-125 mg/g durante 18-30 meses. Por conseguinte, estes resultados sugerem que foi libertada uma quantidade menor de BPA na cavidade oral, em comparação com o que se esperava dos dados in vitro. No entanto, estes investigadores declararam que, enquanto os espécimes in vitro foram colocados numa condição estática em água, os suportes in vivo foram, como se sabe, expostos a condições complicadas e dinâmicas.

Enquanto na cavidade oral, a escovagem dos dentes, as tensões mecânicas, as alterações térmicas e a ingestão de alimentos e bebidas heterogéneos podem ter influenciado a degradação dos policarbonatos e a libertação de BPA dos brackets. Por conseguinte, o teor de BPA libertado na cavidade oral nem sempre estará correlacionado com a degradação dos policarbonatos, uma vez que o teor de BPA é o resultado do equilíbrio entre o BPA formado e o BPA libertado na cavidade oral, mesmo que a diminuição do peso molecular esteja correlacionada com a degradação das moléculas de policarbonato.

6.7   Alinhadores

O desenvolvimento de alinhadores poliméricos transparentes como uma potencial opção de substituição dos brackets e arcos convencionais é já um facto na ortodontia moderna.[64,65] Os pacientes são normalmente obrigados a usar o conjunto de alinhadores durante um mínimo de 2 semanas, durante 22 horas por dia, para obter um movimento dentário progressivo.65 Embora exista alguma controvérsia sobre a eficiência e limitações deste método, os alinhadores poliméricos tornaram-se parte integrante da prática ortodôntica diária. O material polimérico constituinte fundamental dos alinhadores Invisalign é o poliuretano. O poliuretano não é um material inanimado ou inativo e é afetado pela humidade, alterações térmicas e contacto sustentado com enzimas que normalmente existem na cavidade oral.[66,67]

Eliades et al. avaliaram a citotoxicidade e a estrogenicidade dos aparelhos Invisalign (Align Technology, Santa Clara, Califórnia, Estados Unidos).68 Os resultados não demonstraram efeitos biológicos mensuráveis dos alinhadores. Duas razões foram sugeridas pelos autores para esse efeito: (1) o curto período de tempo do modelo de estudo, embora tenha sido maior do que o das condições clínicas normais, e (2) a estabilidade dos alinhadores derivados de poliuretano.[69]

6.8   Observações finais

A variedade de configurações utilizadas nos estudos relatados não permite uma síntese quantitativa dos resultados individuais destas investigações. No entanto, a libertação de BPA é um fenómeno bem demonstrado em condições orais, que requer um tratamento clínico especial e mais investigação. Apesar da falta de consistência nas abordagens metodológicas, uma análise qualitativa dos estudos revelou que:

1. Foi detectado um elevado nível de BPA na saliva recolhida imediatamente após a colocação de um aparelho de contenção lingual ou de um bracket.

2. Um aumento da distância entre a ponta de fotopolimerização e o adesivo provocou uma diminuição da DC do polímero que, por sua vez, levou a uma maior libertação de BPA.

3. A exposição direta do adesivo aos fluidos orais parece ter um papel importante na libertação de BPA. Assim, os adesivos utilizados para colar retentores linguais libertaram mais componentes, em contraste com os adesivos utilizados para colar brackets (exposição através das margens periféricas dos brackets).

4. Verificou-se que o policarbonato apresentava indícios de degradação tanto em condições in vitro como in vivo e, em condições específicas, libertava BPA.

6.9 Recomendações clínicas

1. A ponta fotopolimerizadora deve ser colocada tão perto do adesivo quanto clinicamente possível.

2. A utilização de profilaxia com pedra-pomes após a colagem pode reduzir o potencial de libertação de BPA.

3. Recomenda-se a utilização de irradiação indireta (à volta dos bordos do suporte) em vez de irradiação direta (através do suporte).

4. Enxaguar a boca com água durante a primeira hora após a colagem do bracket ou do retentor pode evitar a exposição dos doentes ao perigo potencial de lixiviação de monómeros. Recomenda-se sempre a lavagem da boca com água após a colagem do bracket.

6.10 Recomendações para a investigação futura

São necessários estudos in vivo em grande escala, centrados nos efeitos da libertação de BPA na saliva ou no sangue dos pacientes após a colocação de brackets ou retentores linguais sobre a toxicidade para o desenvolvimento e a reprodução.

6.11   Recomendações para a normalização dos estudos

Os dados quantitativos relativos à libertação de BPA devem ser expressos em unidades normalizadas. Quando a libertação é expressa por unidade de área de superfície ou volume, os dados podem ser associados aos dentes ou às condições orais. Um composto pode ser libertado do BPA, mesmo que a concentração seja inferior ao limiar de deteção; por conseguinte, os limites de deteção para diferentes eluatos com a técnica analítica específica devem ser sempre mencionados. A utilização clínica de materiais à base de polímeros, tais como instrumentos de plástico, recipientes de plástico ou luvas descartáveis, é desaconselhada, uma vez que podem lixiviar componentes e causar contaminação, conduzindo a resultados falsos positivos. Quando a saliva humana é utilizada como meio de incubação, deve ser proveniente de voluntários sem restaurações de resina, e deve ser incluída uma verificação de base para o BPA. Se se pretender avaliar a libertação de BPA a longo prazo, recomenda-se a renovação do meio de eluição em períodos de tempo pré-determinados. Este procedimento evitará a saturação dos compostos lixiviados na solução, o que impediria a lixiviação subsequente. É preferível uma temperatura constante de 37 C.

O futuro da colagem

7.1 Adesivos Command-debond

A remoção do adesivo resinoso após a descolagem continua a ser uma questão de interesse. A massa de adesivo deixada no esmalte pode ser controlada até certo ponto, alterando as caraterísticas interfaciais adesivo-braquete para aumentar a resistência interfacial, variando o conteúdo de carga e as caraterísticas de retenção da base do braquete. No entanto, a utilização de brocas tem um efeito desfavorável na integridade do esmalte de duas formas: (a) a geração de aerossóis, que consistem em partículas na ordem dos 2,5 mm que podem ser inaladas e (b) a potencial ação estrogénica destas partículas de adesivo, devido talvez à grande relação superfície/volume e ao efeito do choque térmico no adesivo, que liberta bisfenol A (BPA) nestas condições (a ser discutido mais tarde neste capítulo). Uma solução potencial para este problema poderá ser o desenvolvimento de colas com desossamento por comando. Estes são polímeros em que a polimerização pode ser "revertida" usando as seguintes estratégias: (1) irradiação com um comprimento de onda específico capaz de baixar drasticamente a temperatura de transição vítrea do polímero, iniciando assim a transformação para um estado viscoso e permitindo a remoção do adesivo não brilhante, ou (2) incorporando um enchimento que pode ser empregue para causar uma alteração estrutural severa do material após a aplicação específica de um estímulo. Por exemplo, foram introduzidas micropartículas ferrosas como cargas para permitir a distribuição preferencial das partículas no polímero, com o objetivo de melhorar as propriedades mecânicas de uma forma previsível para cumprir os requisitos de serviço. Isto é conseguido com a utilização de ímanes para orientar as partículas de uma forma favorável. Quando a polaridade dos ímanes é invertida, as cargas iniciam um processo de choque interno que desestabiliza a integridade estrutural do polímero, levando à formação de uma rede de fissuras que, por sua vez, pode levar a uma falha desejável.

7.2   Monómeros sem bisfenol A

A maioria dos materiais adesivos ortodônticos é derivada do BPA. A configuração do BPA forma uma cadeia volumosa e rígida que proporciona uma baixa suscetibilidade à biodegradação, bem como uma resistência e rigidez significativas nos polímeros de dimetacrilato derivados do BPA, baseados em monómeros como o bisfenol A-glicidil dimetacrilato (BisGMA), o seu análogo etoxilado (BisEDMA), o bisfenol A-dimetacrilato (BisDMA) e o BisGMA modificado com uretano. Embora o BPA não seja utilizado como matéria-prima em resinas compostas dentárias, é provável que esteja presente como uma impureza do processo de síntese química.

Os efeitos biológicos únicos do BPA surgem em intervalos dentro dos níveis do limiar de deteção para a maioria das técnicas analíticas e apresentam um padrão de curva não monotónico nos tecidos, caracterizado por uma reatividade intensa em níveis baixos e nenhuma resposta em níveis muito elevados. Este modelo de ação tem origem nas hormonas humanas naturais, como o 17β-estradiol, que podem gerar efeitos a concentrações muito inferiores às necessárias para bloquear os receptores específicos. O BPA, e os seus derivados, aumentam os níveis de espécies reactivas de oxigénio, que são mediadores conhecidos de cas-catas de sinalização em condições fisiológicas. Níveis elevados destes compostos podem perturbar o equilíbrio redox celular, causando danos oxidativos no ADN e apoptose em células de mamíferos.

Em ortodontia, os derivados de BPA dimetacrilato são utilizados principalmente para a colagem de brackets (resinas de colagem e resinas compostas como adesivos principais) e retentores linguais, enquanto os policarbonatos com BPA são utilizados para o fabrico de brackets de plástico. Estudos in vitro documentaram a libertação de BPA de brackets de policarbonato, adesivos ortodônticos e resinas compostas que são frequentemente utilizadas para a colagem de retentores linguais. Para as resinas compostas tradicionais e fluidas utilizadas como retentores linguais, a libertação de BPA foi também confirmada in vivo, com os valores mais elevados na saliva medidos imediatamente após a polimerização.

Foram envidados esforços para substituir os derivados do monómero BPA por outros monómeros isentos de BPA, com o objetivo de igualar a rigidez, resistência, rigidez e baixa suscetibilidade à biodegradação bem estabelecidas da rede polimérica dos derivados de BisDMA. A maioria das abordagens alternativas incluiu comonómeros alifáticos baseados em dimetacrilato de trietilenoglicol, dimetacrilato de uretano e dimetacrilatos cicloalifáticos, todos introduzidos a partir da tecnologia de resina composta de restauração, juntamente com agentes de reforço de partículas de carga adequados.

Embora os adesivos ortodônticos convencionais sejam maioritariamente utilizados para a colagem de fios metálicos ao esmalte, existem ainda várias questões a abordar. Nos aparelhos de contenção, o material resinoso não é coberto pelos brackets e, por isso, está diretamente exposto ao ambiente oral em todas as superfícies, exceto na interface esmalte-adesivo. Por conseguinte, é mais suscetível à degradação intra-oral em comparação com os adesivos para a colagem de brackets. Além disso, com as técnicas de aplicação actuais, a superfície metálica hidrofílica não se liga quimicamente à resina composta, criando assim uma interface fraca que é exposta intra-oralmente nas margens mesial e distal dos dentes. Além disso, uma vez que não existe capacidade de deslizamento do fio de retenção, como acontece com o fio nas ranhuras dos brackets, o módulo de elasticidade da resina composta deve ter um valor adequado para evitar o desenvolvimento de tensões na fraca interface resina-fio.

Foram introduzidos novos monómeros com base numa via de síntese sem BPA. Estes envolvem (1) um monómero multifuncional de anel aromático unico, altamente reativo [dimetacrilato de fenilcarbamoiloxi-propano (PCDMA)] que é incorporado, juntamente com comonómeros alifáticos convencionais e cargas de vidro, ou (2) a utilização de monómeros de dimetacrilato de uretano sem aromáticos.

Os dois materiais experimentais sem BPA demonstraram um melhor grau de cura e uma menor extensão da plastificação da água em comparação com o controlo, que foi baseado num composto de BPA (BisGMA). O controlo demonstrou propriedades mecânicas mais elevadas, mas não houve diferença estatisticamente significativa na resistência ao arrancamento em relação aos dois materiais experimentais. Considerando as diferenças entre os dois materiais experimentais, pode concluir-se que o material que contém o derivado de dimetacrilato monoaromático (PCDMA) com maior dureza e módulo de elasticidade pode ser utilizado como alternativa ao controlo.

7.3   Adesivos biomiméticos

A questão de um mecanismo de colagem favorável ao esmalte para aparelhos ortodônticos tem sido objeto de investigações desde a introdução original da técnica de condicionamento ácido. Esse intenso interesse surgiu a partir da descrição de alterações na cor e na estrutura do esmalte associadas à colagem mediada por condicionamento ácido. A introdução, durante os últimos 15 anos, de uma nova classe de materiais que adoptam os paradigmas da natureza estabeleceu gradualmente a categoria de materiais biomiméticos. Este termo deriva do grego "bio" (viver) e "mimético" (imitar ou assemelhar-se) e refere-se à forma como as criaturas empregam ingenuamente elementos naturais para resolver problemas no ambiente. A adesão forte, mas temporária, utilizada por uma osga provém de um princípio mecânico conhecido como "separação por contacto". O pé de uma osga tem uma almofada plana densamente preenchida com pêlos muito finos que são divididos nas extremidades, resultando num maior número de pontos de contacto do que se os pêlos não estivessem divididos. Mais pontos de contacto entre estes pêlos e uma superfície resultam num aumento significativo da força de adesão. Os investigadores descobriram que esta natureza especial das almofadas das patas permite à osga aderir às superfícies através da formação de forças de van der Waals localizadas. Este mecanismo tem sido utilizado para microfibras de alta fricção ou nanotubos de carbono, que são pulverizados sobre uma superfície. Devido ao seu enorme número por unidade de área, as forças físicas desenvolvidas imitam a capacidade da osga de se fixar firmemente às superfícies sem a utilização de uma substância química.

Embora este modo de ligação possa ser adequado para ambientes secos, não proporciona um desempenho fiável em superfícies molhadas. Este problema inspirou os investigadores a adoptarem outro exemplo natural de ligação: o dos mexilhões. Combinando os elementos importantes da adesão da osga e do mexilhão, o novo material adesivo, denominado "geckel", funciona como uma nota autocolante e apresenta uma adesão forte mas reversível tanto no ar como na água. Os polímeros miméticos de mexilhão têm um aminoácido L-3, 4-dihidroxifenilalanina (DOPA) que se encontra em concentrações elevadas nas proteínas de "cola" dos mexilhões. Analogamente à abordagem baseada na osga, as matrizes de pilares (400-600 nm de diâmetro e comprimento) revestidas com o polímero mimético de mexilhão melhoraram a adesão húmida em 15 vezes em relação às matrizes de pilares não revestidas.

A aplicação ortodôntica desta inovação é profunda. Os brackets com bases com almofadas que imitam a pata da osga e cobertos com uma camada de DOPA proporcionariam uma força de ligação adequada ao esmalte sólido sem condicionamento prévio do esmalte e com alterações mínimas de cor e estruturais do esmalte.

Alinhadores para aplicações ortodônticas

8.1   Estrutura química

Em geral, os materiais dos alinhadores são polímeros de resina. Os primeiros alinhadores eram fabricados a partir de folhas de poliuretano rígido de camada única (de metileno difenil diisocianato e 1,6 hexanodiol).[3] A Invisalign lançou um material mais flexível com melhor transparência e resistência à fratura (Exceed-30). A nova geração do material de alinhamento Invisalign é o SmartTrack, um poliuretano termoplástico com um elastómero integrado. Segundo o fabricante, este polímero é capaz de aplicar forças leves e contínuas nos dentes e a sua maior elasticidade garante uma maior previsibilidade em termos de movimentos ortodônticos. A estrutura à base de uretano dos alinhadores Invisalign foi confirmada por microespectroscopia de infravermelhos com transformada de Fourier (FTIR)[4,5]

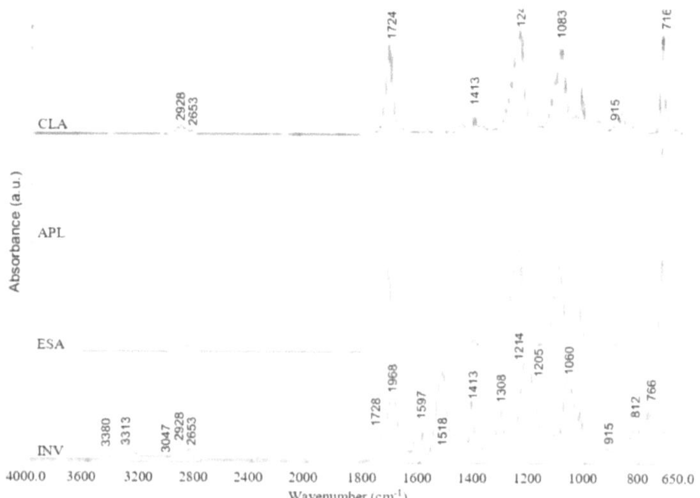

Figura 8.1 Espectros representativos de infravermelhos de reflectância total atenuada com transformada de Fourier do alinhador Invisalign (INV) e de outros alinhadores termoplásticos (CLA: Clear Aligner; APL: Essix Ap Plastic; ESA: Essix ACE Plastic).

E análise espectroscópica FTIR de reflectância total atenuada (ATR-FTIR).[6,7] As análises espectroscópicas ATR-FTIR dos materiais termoplásticos não Invisalign revelaram espectros idênticos que coincidem com os do politereftalato de etileno glicol (PETG), um polímero que tem sido amplamente utilizado para retentores ortodônticos (Fig. 8.1).[6] Outros fabricantes utilizam polipropileno, policarbonato, poliuretanos termoplásticos e acetato de etileno e vinil.

Material (manufacturer)	HM (N/mm^2)	E_{IT} (GPa)	h_{IT} (%)	C_{IT} (%)
Aþ (Dentsply Raintree Essix)	100.0 (0.7)[a]	2256 (40)[a]	35.9 (0.6)[a]	2.2 (0.3)[a]
Clear Aligner (Scheu Dental)	91.8 (0.8)[b]	2112 (16)[b]	35.7 (0.2)[a]	2.6 (0.4)[a]
Essix ACE Plastic (Dentsply Raintree Essix)	100.6 (0.6)[a]	2374 (4)[c]	34.0 (0.1)[b]	2.7 (0.5)[a]
Invisalign (Align Technology)	117.8 (1.1)[c]	2467 (19)[d]	40.8 (0.2)[c]	3.7 (0.3)[b]

Tabela 8.1 Valores médios e desvios-padrão entre parênteses da dureza Martens (HM), do módulo de indentação (EIT), do índice de elasticidade (hIT) e da fluência por indentação (CIT) dos materiais ensaiados

8.2 Propriedades mecânicas

O tratamento ortodôntico com aparelhos termoplásticos removíveis é um método relativamente novo, e vários aspectos ainda não foram suficientemente investigados. As forças ortodônticas exercidas por esses alinhadores são motivo de preocupação, pois as forças são parcialmente governadas pela espessura e propriedades mecânicas do material do aparelho termoplástico, especialmente a rigidez.[7,11] As sondas planas não são úteis para simular as caraterísticas de aplicação de força dos aparelhos termoplásticos, uma vez que o aparelho resultante após o processo de moldagem torna-se um corpo composto por muitas meias conchas, cristas, curvas acentuadas e elementos geométricos que estimulam o reforço do material utilizado8. A maioria desses estudos avalia o sistema de forças inicial, mas o sistema de forças real que atua sobre os dentes provavelmente varia com o tempo, devido à presença do ligamento periodontal anisotrópico, que não pode ser simulado.

Vários factores influenciam as propriedades de aplicação de força dos aparelhos termoplásticos. As forças ortodônticas exercidas por estes aparelhos dependem da quantidade de ativação, do material e da espessura. Os diferentes tipos de aparelhos termoplásticos amovíveis permitem diferentes graus de movimento: O sistema ClearSmile permite um deslocamento dentário muito maior em cada alinhador (até 0,5 mm) em comparação com o sistema Invisalign (até 1 grau de torque incisivo por 0,25 mm de translação).[11,13] Na maioria dos aparelhos não Invisalign testados, níveis mais altos de ativação produziram uma força significativamente menor do que ativações menores. Os aparelhos fabricados com materiais mais espessos produzem uma força significativamente maior do que os fabricados com materiais mais finos.[14] A espessura do alinhador varia entre 0,5 e 1,5 mm para os diferentes fabricantes.[3,9,15]

Uma série de estudos in vitro avaliou três movimentos dentários (rotação, inclinação e torque) num modelo equipado com um transdutor de momento de força de seis eixos no incisivo central superior. Foram medidos diferentes materiais termoplásticos não Invisalign, com diferentes espessuras e processos de termoformagem.[8,9] As forças e momentos medidos foram maiores do que os recomendados na literatura como ideais. Além da espessura, o processo de termoformagem influenciou a magnitude da força exercida por esses aparelhos. Foi demonstrado que os aparelhos termoplásticos formados por pressão exercem sistemas de força maiores em taxas de ativação mais elevadas, quando comparados aos formados por vácuo. A forma complexa da coroa, que apresenta áreas côncavas e convexas intercambiáveis, pode levar a forças desiguais durante a rotação e o torque do dente.

In vitro, foram regdadas forças intrusivas durante a rotação e torção de um incisivo central superior. Essas forças podem alterar a possibilidade de um controlo preciso do movimento dentário com alinhadores. Além disso, o sistema de forças dos aparelhos termoplásticos é influenciado pela posição e forma dos dentes adjacentes ao dente que se pretende movimentar, bem como pelos materiais específicos.[9]

Outras pesquisas in vitro avaliaram o torque dos incisivos, a desrotação dos pré-molares e a distalização dos molares com uma série de alinhadores Invisalign no sistema de medição e simulação ortodôntica (OMSS). Trata-se de um dispositivo de medição amplamente utilizado na literatura para a avaliação quantitativa de diversos sistemas de forças ortodônticas, capaz de registar tridimensionalmente os vetores força-torque durante a movimentação dentária potencialmente simulável. [16,17]Para isso, o OMSS possui duas mesas de posicionamento, controladas independentemente, equipadas com sensores de força/torque de seis componentes, que

estão adequadamente ligados à região em questão. Foi demonstrado que, com exceção de alguns sistemas de forças iniciais máximas, as forças e momentos gerados pelos alinhadores Invisalign estão dentro da faixa de forças ortodônticas, e que o decaimento da força é exponencial durante o uso do alinhador, independente das fixações. Além disso, os sistemas de força diferem numa série de alinhadores, mesmo que um movimento constante seja planeado com o ClinCheck, ou seja, um alinhador com força inicial elevada pode ser seguido por um alinhador com força baixa. Este resultado foi provavelmente devido a imprecisões durante o processo de fabrico dos alinhadores e pode resultar num movimento inconsistente dos dentes. [18]As medições in vivo das deformações de von Mises durante o tratamento Invisalign, com rosetas extensométricas coladas nos alinhadores, revelaram que, em cada alinhador, a maior parte da movimentação dentária ocorreu nas primeiras 24 horas.[1] 0 Assim, esses autores recomendam que o alinhador seja usado pelo tempo máximo (o mais próximo possível das 24 horas) nos primeiros 2 dias, podendo o tempo de uso ser reduzido nos 12 dias restantes. Em outro estudo in vivo,[13] foram utilizados filmes sensores indicadores de pressão para avaliar as forças exercidas por um sistema de alinhadores termoplásticos em pré-molares superiores mal posicionados palatalmente. Nesse sistema, foi demonstrado um padrão exponencial e não linear de alteração de força durante o uso de cada novo alinhador, que exercia um alto nível de força contra o dente a ser movimentado na fase inicial, seguido de uma rápida diminuição de força.

Os materiais de alinhamento mais rígidos produziram melhores resultados em todas as medidas de melhoria oclusal e de alinhamento após um tempo de ativação de 2 semanas, embora não a um nível estatisticamente significativo.[19] Esta falta de significância estatística pode muito provavelmente dever-se ao pequeno tamanho da amostra e à falta de poder do estudo.

Existe uma forte correlação entre as propriedades mecânicas, principalmente a dureza e o módulo de elasticidade dos materiais termoplásticos, e a força produzida pelos aparelhos.[14] Em geral, a determinação das propriedades mecânicas através de ensaios convencionais, ou seja, tração, flexão, binário e outros modos de carregamento, requer espécimes volumosos de dimensões específicas. Em alternativa, a utilização de ensaios de indentação instrumentada (IIT) pode fornecer um conjunto de propriedades mecânicas (módulo de elasticidade, fluência, relaxação e uma expressão diferente de dureza).[20,21] Este procedimento utiliza o registo contínuo do tempo, da força e da profundidade da indentação durante o período em que um Vickers, Berkovich ou outro indentador está em contacto com a superfície do provete. Estas propriedades mecânicas podem ser derivadas de uma única medição de dureza, avaliando a força aplicada como uma função da profundidade de indentação durante um ciclo de carga e descarga.[6] As propriedades mecânicas dos polímeros utilizados para a construção dos materiais termoplásticos obtidos por ensaios de nano-indentação são preditivas da força aplicada por estes aparelhos.[14]

Um estudo recente[6] comparou os alinhadores Invisalign com outros materiais termoplásticos PETG e descobriu que os primeiros apresentavam valores significativamente mais altos em comparação com os outros materiais testados para a dureza, módulo de elasticidade e índice de elasticidade, mas menor resistência à fluência (Tabela 8.1 e Fig. 8.2). Este resultado foi atribuído às diferentes estruturas químicas dos materiais. Além disso, foram também identificadas diferenças significativas entre os outros materiais termoplásticos PETG testados. Estas diferenças podem ser atribuídas a dois factores: (1) pesos moleculares diferentes dos vários polímeros PETG, não detectados pela ATR-FTIR, e (2) o efeito da

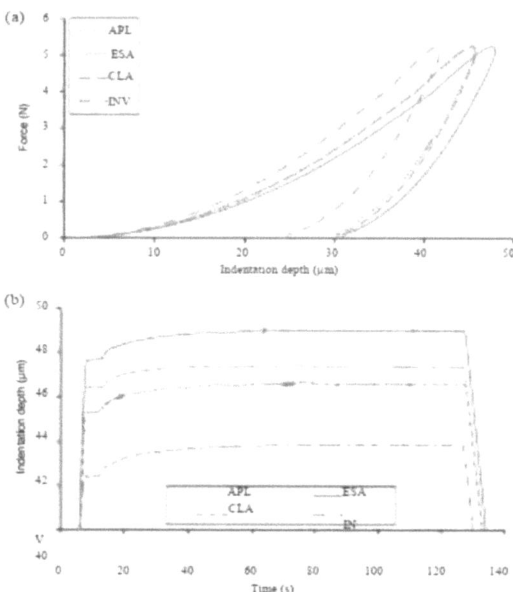

Figura 8.2 (a) Curvas representativas da profundidade da força-indentação para todos os materiais testados (APL: Essix A p Plastic; CLA: Clear Aligner; ESA: Essix ACE Plastic; INV: Invisalign). O aumento da profundidade de indentação denota um material mais macio. (b) Curvas de indentação representativas para todos os materiais testados, mostrando a profundidade de indentação em função do tempo. Em todos os casos, a aplicação de uma carga constante resultou num aumento da profundidade de indentação. A termoformagem nas propriedades mecânicas. A termoformagem pode influenciar a orientação molecular, o peso molecular médio e as tensões residuais devido ao arrefecimento rápido dos materiais termoplásticos nos modelos de pedra.

A dureza é indicativa da resistência ao desgaste e, por conseguinte, espera-se que o Invisalign demonstre uma melhor resistência ao desgaste em condições clínicas relativamente aos outros materiais termoplásticos. Um estudo in vitro[15] demonstrou que os materiais PETG têm uma maior resistência ao desgaste em comparação com dois materiais à base de polipropileno, quando sujeitos a um aparelho de desgaste cíclico com abrasivos de cerâmica de esteatite como substituto do esmalte. Infelizmente, não existe uma comparação semelhante entre o PETG e os materiais à base de poliuretano.[6]

Um módulo de elasticidade mais elevado é uma propriedade desejável para um alinhador, uma vez que aumenta a capacidade de aplicação de força sob tensão constante. Além disso, os aparelhos feitos de materiais com um módulo de elasticidade mais elevado podem fornecer as mesmas forças a partir de dimensões mais finas, tornando a aceitação por parte do paciente mais fácil. O Invisalign demonstrou um índice de elasticidade mais elevado do que outros materiais termoplásticos PETG, o que denota um material ligeiramente mais quebradiço. A sua maior fluência à indentação implica que, sob forças oclusais constantes exercidas pela dentição oposta, os alinhadores Invisalign são mais susceptíveis de se deformar e, portanto, atenuar as forças ortodônticas aplicadas. Estas diferenças estatisticamente significativas identificadas entre os materiais testados não implicam necessariamente uma influência significativa no resultado do tratamento ou no comportamento intra-oral dos materiais termoplásticos. São necessários estudos clínicos controlados para selecionar o material ideal e determinar o período ideal de resistência ao desgaste, uma vez que ocorre uma deterioração in vivo das propriedades mecânicas do material.[6]

8.2   Comportamento clínico

A eficácia do tratamento com alinhadores transparentes tem variado de 41% a 59%.[18,22] As diferenças significativas na estrutura química e nas propriedades mecânicas dos materiais ortodônticos termoplásticos conduzem a diferenças no seu comportamento clínico e no resultado do tratamento. A comparação entre o sistema Invisalign inicial e os aparelhos fixos convencionais, utilizando um protocolo de classificação objetiva do American Board of Orthodontics para o exame clínico da Fase III, revelou que o antigo sistema Invisalign não tratava as más oclusões tão bem como os aparelhos.[23] Os pontos fracos do Invisalign são evidentes nas grandes discrepâncias ântero-posteriores, contactos oclusais e torque posterior; os seus pontos fortes são a capacidade de fechar espaços e corrigir rotações anteriores e alturas de cristas marginais. Outro estudo de coorte, utilizando registos de pacientes, comparou as alterações dentárias pós-retenção entre pacientes tratados com Invisalign e aparelhos fixos convencionais, utilizando o mesmo método padronizado de classificação dos resultados do tratamento ortodôntico.[24] Foi demonstrado que os pacientes tratados com Invisalign recaíram mais do que aqueles tratados com aparelhos fixos convencionais. Outras pesquisas investigaram os dentes adjacentes aos espaços de extração de pré-molares durante o fechamento de espaços com aparelhos termoplásticos Invisalign e relataram que o tratamento com aparelhos termoplásticos resultou em inclinação significativa dos dentes adjacentes aos locais de extração de pré-molares, o que pode ser corrigido com aparelhos fixos. Este tratamento duplo pode exigir mais tempo do que o tratamento apenas com aparelhos fixos.

Kravitz et al.[22] avaliaram o resultado após o tratamento anterior com Invisalign e descobriram que o movimento dentário mais preciso foi a constrição lingual e o menos preciso foi a extrusão. A rotação prevista do canino pode não ser completamente alcançada durante o tratamento, e o canino mandibular foi o dente mais difícil de controlar.

Além disso, os alinhadores tendem a "levantar" com a quantidade pretendida de movimento radicular durante o torqueamento e, por isso, não é possível estabelecer um par de forças efectivas para um controlo radicular adequado.[9] Assim, o torque radicular é um tipo de movimento moderadamente previsível e deve ser considerada uma sobrecorreção.[12] Potencialmente, um melhor ajuste dos aparelhos formados sob alta pressão pode aumentar o atrito que reduz a elevação do aparelho longe do dente deslocado.[8]

Alinhadores para aplicações ortodônticas 169Uma investigação recente avaliou a eficácia do tratamento Invisalign, comparando o movimento dentário alcançado clinicamente após a interrupção do tratamento com o movimento previsto pelo ClinCheck.[11] Foi demonstrado que os movimentos dentários corporais podem ser realizados usando este sistema e a precisão média diferiu entre os diferentes tipos de movimento: 40% para a desarticulação de pré-molares, 42% para o torque de incisivos superiores e 87% para a distalização de um molar superior. O estadiamento (alinhador de movimento) e a quantidade total de movimento planeado tiveram um impacto significativo na eficácia do tratamento.

8.3 Envelhecimento

Em geral, os materiais dos alinhadores não são inertes e estão sujeitos a alterações no calor, humidade, forças de mastigação e contacto prolongado com enzimas salivares no ambiente oral. Como resultado, as alterações nas propriedades mecânicas dos diferentes sistemas ou as alterações desenvolvidas intra-oralmente durante o tratamento ortodôntico podem ter um impacto no resultado do tratamento. Saliva artificial,[3,5] solução de etanol,[4] ou banho de água com temperatura controlada[25,27] têm sido utilizados como soluções de envelhecimento; no entanto, as condições de teste in vitro não conseguem reproduzir com exatidão as condições do ambiente oral.

As análises de recuperação fornecem informações críticas sobre o historial de serviço e as alterações dos materiais, mesmo devido ao ataque de espécies microbianas específicas. O efeito do envelhecimento nas propriedades mecânicas e químicas dos materiais termoplásticos pode ser mais ou menos elucidado. No entanto, o impacto clínico real destas alterações no desempenho clínico dos alinhadores é difícil de avaliar.[7,28]

A relaxação dinâmica das tensões de vários materiais termoplásticos foi avaliada num banho de água a 37 C e, comparativamente, num ambiente atmosférico ambiente durante 3 h.[2 6] A tensão residual em todos os materiais diminuiu com o tempo, tendo este processo sido significativamente acelerado no banho de água. Alguns materiais apresentaram uma taxa de relaxamento da tensão mais lenta com o tempo no ambiente de envelhecimento hidrotérmico. Os materiais poliméricos absorvem água através da exposição ao ar, bem como à água, e a absorção de água causa geralmente expansão e alterações nas propriedades mecânicas destes materiais.

Além disso, a expansão higroscópica intraoral pode afetar a adaptação de aparelhos fabricados com esses materiais, resultando em alterações das forças ortodônticas. A absorção de água por até 2 semanas de oito produtos termoplásticos imersos em um banho de água com temperatura controlada aumentou com o tempo.[25] Vários tipos de materiais termoplásticos apresentaram diferentes graus de absorção de água e alterações de espessura. O Invisalign apresentou a maior absorção de água, seguido por um material termoplástico PETG.

As propriedades mecânicas dos aparelhos Invisalign deterioram-se durante o tratamento ortodôntico.[7,28] Verificou-se que os alinhadores Invisalign usados durante 14 dias apresentavam microfissuras, áreas desgastadas e delaminadas, depósitos localizados de biofilme calcificado e perda de transparência.[4,5] A investigação inicial demonstrou um aumento na dureza Vickers dos segmentos vestibulares dos alinhadores Invisalign recuperados, o que pode ser atribuído principalmente ao trabalho a frio durante a mastigação.[4] Um comportamento semelhante foi demonstrado numa investigação recente[29] após exposição intra-oral a longo prazo (6 meses) de retentores termoplásticos PETG formados a vácuo. A rugosidade da superfície aumentou com o aumento do tempo de exposição in vivo, e as caraterísticas da superfície variaram consoante os locais avaliados. Os possíveis mecanismos envolvidos são a degradação hidrolítica ou microbiana e o desgaste mecânico. Os retentores de PETG tornaram-se mais rígidos e duros com o aumento do tempo de exposição in vivo. No entanto, os resultados da espetroscopia Raman e de raios X por dispersão de energia mostraram que os procedimentos de envelhecimento a longo prazo levaram a uma alteração significativa da composição molecular destes retentores passivos. Registou-se uma diminuição da quantidade de carbono na composição, acompanhada pela presença de silício, fósforo e cálcio. O impacto real destas alterações no desempenho clínico destes aparelhos ainda não está totalmente esclarecido. Foi demonstrada uma diminuição do módulo de indentação nos alinhadores Invis envelhecidos intra-oralmente,[7] o que implica uma atenuação da capacidade de aplicação de força pelo aparelho durante o uso intra-oral. O valor do índice de elasticidade aumentou, implicando que o material envelhecido passou a ter um comportamento mais frágil, enquanto a dureza Martens diminuiu, indicando um material menos resistente ao desgaste. Os autores concluíram que as forças orto-dônticas exercidas decaem durante o tratamento, mas ainda não há evidências de um impacto negativo na eficiência da movimentação dentária.

Noutra investigação[25] os módulos elásticos dos alinhadores Invisalign imersos num banho de água a temperatura controlada durante 2 semanas não mostraram quaisquer alterações significativas, em contraste com um material termoplástico PETG que mostrou um aumento significativo do módulo elástico. Assim, diferentes tipos de materiais termoplásticos apresentam diferentes graus de aumento ou redução dos seus módulos de elasticidade.

A alteração nas propriedades mecânicas dos aparelhos Invisalign envelhecidos intra-oralmente é típica do mecanismo de amolecimento do poliuretano. Esse mecanismo tem sido atribuído à microestrutura bifásica (segmentos duros e moles) dos poliuretanos termoplásticos. A separação de fases ocorre na maioria dos poliuretanos termoplásticos devido à incompatibilidade intrínseca entre os segmentos duros e moles. Os segmentos duros tendem a agregar-se em domínios ordenados, perpendicularmente à tensão aplicada.[30] Outra explicação possível para a degradação das propriedades mecânicas poderá estar relacionada com o relaxamento das tensões residuais desenvolvidas durante o processo de fabrico ou com a lixiviação de plastificantes durante a exposição intra-oral. No entanto, este facto não foi confirmado pela análise ATF-FTIR dos alinhadores recuperados, possivelmente devido à baixa concentração do plastificante.[7]

Verificou-se que os aparelhos envelhecidos in vitro não libertam monómeros ou subprodutos rastreáveis após uma imersão de curta duração num solvente etanol-água[31] ou em saliva artificial.[5] A estrutura difenil destes aparelhos termoplásticos proporciona estabilidade e reatividade suficiente para formar um polímero livre de subprodutos.4 Além disso, um estudo de imersão em solução salina normal durante 2 meses mostrou que estes alinhadores não parecem induzir efeitos citotóxicos e estrogénicos.[31] Estes resultados sugerem que o material é quimicamente estável. No entanto, os testes de imersão podem não refletir o potencial de degradação destes aparelhos in vivo, uma vez que não têm em conta a abrasão potente da ação mastigatória durante o serviço intra-oral, juntamente com o desgaste induzido pelo consumo de bebidas ácidas e a ação das enzimas. Um estudo de recuperação recente[7] demonstrou que o envelhecimento intra-oral não altera a composição molecular dos alinhadores Invisalign.

As propriedades ópticas dos alinhadores ortodônticos parecem variar entre marcas e materiais constituintes, mas deterioram-se com o envelhecimento in vitro em todos os casos. Vários tipos de alinhadores Aligners for orthodontic applications foram submetidos a análises espectrofotométricas após o envelhecimento in vitro de curta duração e apresentaram valores menores de transmitância e maiores de absorbância; no entanto, a diferença não foi significativa em nenhum dos casos.3 Dos alinhadores testados, tanto antes quanto após o envelhecimento, o F22 foi significativamente mais transparente que o All-In e o Invisalign, cujas propriedades ópticas foram mais alteradas pelo processo. Serão necessários mais estudos para medir a absorvância e a transmitância dos alinhadores após um ciclo de desgaste in vivo.

Outra investigação[27] avaliou as propriedades ópticas dos retentores Vivera que são feitos de um material termoplástico patenteado que, de acordo com o fabricante (Align Technology), é 30% mais forte e mais durável do que os materiais de outros retentores de plástico transparente líderes de mercado. Estes retentores mostraram diferenças significativas e visíveis in vitro em diferentes parâmetros de cor após imersão de curta duração em várias bebidas.

Referências

1. Sakaguchi RL, Powers JM. Materiais dentários de restauração de Craig. 13th ed. St. Louis: Elsevier/Mosby; 2011.

2. Anusavice KJ, Shen C, Rawls HR. Ciência dos materiais dentários de Phillips. 12.ª ed. St. Louis: Elsevier/Saunders; 2012.

3. Brantley WA. Estruturas e propriedades dos materiais ortodônticos. Em: Brantley WA, Eliades T, editores. Materiais ortodônticos: aspectos científicos e clínicos. Stuttgart: Thieme; 2001. p. 1-25.

4. Sebanc J, Brantley WA, Pincsak JJ, Conover JP. Variabilidade do torque radicular efetivo em função do bisel da borda em fios de arco ortodôntico. Am J Orthod 1984;86:43 51.

5. Kusy RP, Whitley JQ, Mayhew MJ, Buckthal JE. Rugosidade da superfície de fios ortodônticos através de espetroscopia a laser. Angle Orthod 1988;58:33-45.

6. Deguchi T, Ito M, Obata A, Koh Y, Yamagishi T, Oshida Y. Produção experimental de brackets ortodônticos de titânio fabricados por moldagem por injeção de metal (MIM) com sinterização. J Dent Res 1996;75:1491-6.

7. Zinelis S, Annousaki O, Makou M, Eliades T. Caracterização metalúrgica de brackets ortodônticos produzidos por Moldagem por Injeção de Metal (MIM). Angle Orthod 2005;75:1024-31.

8. Eliades T, Zinelis S, Eliades G, Athanasiou AE. Characterization of as-received, retrieved, and recycled stainless steel brackets (Caracterização de braquetes de aço inoxidável recebidos, recuperados e reciclados). J Orofac Orthop 2003;64:80-7.

9. Zinelis S, Annousaki O, Eliades T, Makou M. Estrutura metalográfica e dureza de braquetes ortodônticos de titânio. J Orofac Orthop 2003;64:426 33.

10. Asgharnia MK, Brantley WA. Comparação de testes de flexão e tensão para fios ortodônticos. Am J Orthod 1986;89:228-36.

11. Verstrynge A, Van Humbeeck J, Willems G. Avaliação in-vitro das caraterísticas materiais de fios ortodônticos de aço inoxidável e beta-titânio. Am J Orthod Dentofac Orthop 2006;130:460-70.

12. Matasa CG. Braquetes metálicos de ligação direta: para onde se dirigem? Am J Orthod Dentofac Orthop 1992;102:552-60.

13. Eliades T, Zinelis S, Eliades G, Athanasiou AE. Conteúdo de níquel de braquetes de aço inoxidável como-recebidos, recuperados e reciclados. Am J Orthod Dentofac Orthop 2002;122:217e20.

14. Brantley WA. Fios ortodônticos. Em: Brantley WA, Eliades T, editores. Materiais ortodônticos: aspectos científicos e clínicos. Stuttgart: Thieme; 2001. p. 77-103.

15. Khier SE, Brantley WA, Fournelle RA. Estrutura e propriedades mecânicas de fios ortodônticos de aço inoxidável recebidos e tratados termicamente. Am J Orthod Dentofac Orthop 1988;93: 206-12.

16. Goldberg AJ, Vanderby Jr R, Burstone CJ. Redução do módulo de elasticidade em fios ortodônticos. J Dent Res 1977;56:1227-31.

17. Funk AC. O tratamento térmico do aço inoxidável. Angle Orthod 1951;21:129-38.

18. Howe GL, Greener EH, Crimmins DS. Propriedades mecânicas e alívio de tensões do fio ortodôntico de aço inoxidável. Angle Orthod 1968;38:244-9.

19. Cuoghi OA, Kasbergen GF, dos Santos PH, de Mendonça MR, Tondelli PM. Efeito do tratamento térmico em fios ortodônticos de aço inoxidável. Braz Oral Res 2011;25:128-34.

20. Kohl RW. Metallurgy in orthodontics (Metalurgia em ortodontia). Angle Orthod 1964;34:37-52.

21. Kusy RP. Uma revisão dos arcos contemporâneos: suas propriedades e caraterísticas. Angle Orthod 1997;67:197-207.

22. Ortodontia de Rocky Mountain. Literatura informativa sobre o produto Elgiloy. www.rmortho.com.

23. Fillmore GM, Tomlinson JL. Tratamento térmico do fio de liga de cobalto-crómio. Angle Orthod 1976;46:187-95.

24. Fillmore GM, Tomlinson JL. Tratamento térmico de ligas de cobalto-crómio de várias têmperas. Angle Orthod 1979;49:126-30.

25. Williams BR, Caputo AA, Chaconas SJ. Efeitos ortodônticos do desenho da

alça e do tratamento térmico. Angle Orthod 1978;48:235-9.

26. Assefpour-Dezfuly M, Bonfield W. Mecanismos de reforço em Elgiloy. J Mater Sci 1984;19:2815-36.

27. Urbaniak JA, Brantley WA, Pruhs RJ, Zussman RL, Post AC. Efeitos do tamanho do aparelho, do diâmetro do fio do arco e da composição da liga metálica na aplicação de força in vitro do aparelho quadri-hélice. Am J Orthod Dentofac Orthop 1988;94:311-6.

28. Andreasen GF, Morrow RE. Análises laboratoriais e clínicas do fio de nitinol. Am J Orthod 1978;73:142-51

29. Buehler WJ, Wang FE. Um resumo da investigação recente sobre as ligas de nitinol e o seu potencial na engenharia oceânica. Ocean Engng 1968;1:105-20.

30. Otsuka K, Ren X. Metalurgia física de ligas com memória de forma à base de Ti-Ni-. Prog Mater Sci 2005;50:511-678.

31. Iijima M, Brantley WA, Guo WH, Clark WAT, Yuasa T, Mizoguchi I. Estudo de difração de raios X de transformações de fase a baixa temperatura em fios ortodônticos de níquel-titânio. Dent Mater 2008;24:1454-60.

32. Duerig TW, Melton KN, Stockel D, Wayman CM, editores. Engineering aspects of shape memory alloys. Londres: ButterwortheHeinemann; 1990. p. 3e57. 369e93.

33. Fletcher ML, Miyake S, Brantley WA, Culbertson BM. DSC e estudos de flexão de um novo fio ortodôntico com memória de forma [AADR Abstracts] J Dent Res 1992;71:169. Resumo No. 505.

34. Bradley TG, Brantley WA, Culbertson BM. Análise por calorimetria diferencial de varrimento (DSC) de fios ortodônticos de níquel-titânio superelásticos e não superelásticos. Am J Orthod Dentofac Orthop 1996; 109:589-97.

35. Otsuka K, Wayman CM, Nakay K, Sakamoto H, Shimizu K. Efeitos de superelasticidade e transformações martensíticas induzidas por tensão em ligas CuAlNi. Ata Metall 1976; 24:207- 26.

36. Burstone CJ, Qin B, Morton JY. Fio NiTi chinês Uma nova liga ortodôntica.

Am J Orthod 1985; 87:445-52.

37. Miura F, Mogi M, Ohura Y, Hamanaka H. A propriedade superelástica do fio da liga japonesa NiTi para uso em ortodontia. Am J Orthod Dentofac Orthop 1986; 90:1-10.

38. Khier SE, Brantley WA, Fournelle RA. Propriedades de flexão de fios ortodônticos superelásticos e não superelásticos de níquel-titânio. Am J Orthod Dentofac Orthop 1991;99: 310-8.

39. Kayser D, Bourauel C, Braumann B, Jager A. Comparação das propriedades mecânicas de fios ortodônticos de níquel-titânio. [Artigo em alemão] Biomed Tech Berl 2002; 47:334-42.

40. Lee SH, Chang YI. Efeitos da reciclagem nas propriedades mecânicas e na topografia da superfície de fios de liga de níquel-titânio. Am J Orthod Dentofac Orthop 2001;120: 654-63.

41. Miura F, Mogi M, Ohura Y. O fio super-elástico da liga japonesa NiTi para uso em ortodontia. Parte 2. Introdução do método de tratamento térmico por resistência eléctrica direta. Eur J Orthod 1988; 10:187-91.

42. Goldberg J, Burstone CJ. Uma avaliação de ligas de titânio beta para uso em aparelhos ortodônticos. J Dent Res 1979; 58:593-9.

43. Burstone CJ, Goldberg AJ. Beta titânio: uma nova liga ortodôntica. Am J Orthod 1980;77: 121-32.

44. Donachie Jr MJ. Titânio: um guia técnico. 2a ed. Materials Park, OH: ASM International; 2000. p. 241-7.

45. Hida M, Miyazawa K, Tsuruta S, Kurosawa M, Hata Y, Kawai T, et al. Efeito das condições de tratamento térmico nas propriedades mecânicas da liga Ti-6Mo-4Sn para fios ortodônticos. Dent Mater J 2013; 32:462-7.

46. Donovan MT, Lin JJ, Brantley WA, Conover JP. Soldabilidade de fios de arco de titânio beta. Am J Orthod 1984; 85:207-16.

47. Nelson KR, Burstone CJ, Goldberg AJ. Soldagem óptima de fios ortodônticos de titânio beta. Am J Orthod Dentofac Orthop 1987; 92:213-9.

48. Iijima M, Brantley WA, Kawashima I, Baba N, Alapati SB, Yuasa T, et al.

Microestruturas de fios ortodônticos de beta-titânio unidos por brasagem por infravermelhos. J Biomed Mater Res B Appl Biomater 2006; 79:137-41

49. Iijima M, Brantley WA, Baba N, Alapati SB, Yuasa T, Ohno H, et al. Estudo micro-XRD de fios de beta-titânio e juntas soldadas por infravermelhos. Dent Mater 2007; 23:1051-6.

50. Iijima M, Brantley WA, Yuasa T, Muguruma T, Kawashima I, Mizoguchi I. Caraterísticas de união de fios ortodônticos com soldadura a laser. J Biomed Mater Res B Appl Biomater 2008; 84:147-53.

51. Iijima M, Brantley WA, Yuasa T, Kawashima I, Mizoguchi I. Caraterísticas de união de fios de beta-titânio com soldadura por resistência eléctrica. J Biomed Mater Res B Appl Biomater 2008; 85:378-84.

52. Iijima M, Muguruma T, Brantley WA, Okayama M, Yuasa T, Mizoguchi I. Propriedades de torção e microestruturas de implantes mini-implantes. Am J Orthod Dentofac Orthop 2008; 134:333;1-6; discussão 333-4.

53. Muguruma T, Iijima M, Brantley WA, Yuasa T, Ohno H, Mizoguchi I. Relação entre a estrutura metalúrgica de implantes experimentais de mini-implantes de titânio e as suas propriedades de torção. Eur J Orthod 2011; 33:293-7.

54. Muguruma T, Iijima M, Brantley WA, Yuasa T, Kyung HM, Mizoguchi I. Efeitos dos elixires bucais com fluoreto de sódio nas propriedades de torção dos implantes mini-implantes. Am J Orthod Dentofac Orthop 2011; 139:588-93.

55. Brantley WA, Eliades T, Litsky AS. Mecânica e testes mecânicos de fios ortodônticos. Em: Brantley WA, Eliades T, editores. Materiais ortodônticos: aspectos científicos e clínicos. Stuttgart: Thieme; 2001. p. 27-47.

56. Iijima M, Muguruma T, Brantley WA, Mizoguchi I. Comparações de nanoindentação, flexão de 3 pontos e testes de tensão para fios ortodônticos. Am J Orthod Dentofac Orthop 2011; 140:65-71.

57. Burstone CJ. Ortodontia de módulo variável. Am J Orthod 1981; 80:1-16.

58. Kusy RP. Sobre a utilização de nomogramas para determinar os rácios de propriedades elásticas dos arcos ortodônticos. Am J Orthod 1983; 83:374-81.

59. Burstone CJ, Goldberg AJ. Forças máximas e deflexões de aparelhos ortodônticos. Am J Orthod 1983; 84:95-103.

60. Gatto E, Matarese G, Di Bella G, Nucera R, Borsellino C, Cordasco G. Caraterísticas de carga-deflexão de fios de níquel-titânio superelásticos e térmicos. Eur J Orthod 2013;35: 115-23.

61. Kao EC, Eliades T, Rezvan E, Johnston WM. Resistência de ligação à torção e padrão de falha de brackets cerâmicos ligados a facetas laminadas de resina composta. Eur J Orthod 1995;17: 533-40.

62. Hunt NP, Cunningham SJ, Golden CG, Sheriff M. Uma investigação sobre os efeitos do polimento na dureza da superfície e corrosão de fios ortodônticos. Angle Orthod 1999; 69:433-40.

63. Dieter GE. Mechanical metallurgy. 3ª ed. Nova Iorque: McGraw-Hill; 1986. p. 329-32.

64. Burrow SJ. Fricção e resistência ao deslizamento em ortodontia: uma revisão crítica. Am J Orthod Dentofac Orthop 2009; 135:442-7.

65. Kusy RP, Whitley JQ, de Araujo Gurgel J. Comparações das rugosidades superficiais e resistências ao deslizamento de 6 arcos à base de titânio ou do tipo TM A. Am J OrthodDentofac Orthop 2004; 126:589-603.

66. Kusy RP, Whitley JQ. Efeitos da velocidade de deslizamento nos coeficientes de atrito num modelo de sistema ortodôntico. Dent Mater 1989; 5:235-40.

67. Kusy RP, Whitley JQ. Coeficientes de fricção para fios de arco em ranhuras de braquetes de aço inoxidável e alumina policristalina. I. O estado seco. Am J Orthod Dentofac Orthop 1990;98: 300e12. Errata: Am J Orthod Dentofacial Orthop 1993;104(4):26

68. Kusy RP, Whitley JQ. Effects of surface roughness on the coefficients of friction in model orthodontic systems (Efeitos da rugosidade da superfície nos coeficientes de atrito em sistemas ortodônticos modelo). J Biomech 1990; 23:913-25.

69. Vander Voort GF. Metallography: principles and practice. New York: McGrawHill; 1984.

70. Brantley WA, Guo W, Clark WAT, Iijima M. Estudos microestruturais de fio

ortodôntico de cobre Ni-Ti a 35C e confirmação TEM da transformação de martensite a baixa temperatura. Dent Mater 2008; 24:204-10.

71. Goldstein JI, Newbury DE, Echlin P, Joy DC, Lyman CE, Lifshin E, et al. Scanning electron microscopy and X-ray microanalysis. 3ª ed. Nova Iorque: Kluwer/Plenum; 2003.

72. Cullity BD, Stock SR. Elements of X-ray diffraction. 3ª ed. Upper Saddle River, NJ: Prentice-Hall; 2001.

73. Thayer TA, Bagby MD, Moore RN, DeAngelis RJ. Difração de raios X de fios ortodônticos de nitinol. Am J Orthod Dentofac Orthop 1995; 107:604-12.

74. Iijima M, Ohno H, Kawashima I, Endo K, Brantley WA, Mizoguchi I. Estudo de difração de micro raios X de fios ortodônticos superelásticos de níquel-titânio a diferentes temperaturas e tensões. Biomaterials 2002; 23:1769-74.

75. Ijima M, Ohno H, Kawashima I, Endo K, Mizoguchi I. Comportamento mecânico a diferentes temperaturas e tensões para fios ortodônticos superelásticos de níquel-titânio com diferentes temperaturas de transformação. Dent Mater 2002; 18:88-93.

76. Iijima M, Brantley WA, Kawashima I, Ohno H, Guo W, Yonekura Y, et al. Observação por difração de raios X de fios ortodônticos de níquel-titânio em ambiente oral simulado. Biomaterials 2004; 25:171-6.

77. Williams DB, Carter CB. Transmission electron microscopy: a textbook for materials science. New York: Plenum; 1996.

78. Wendlandt WW. Thermal analysis. 3ª ed. Nova Iorque: Wiley; 1986.

79. Lee JH, Park JB, Andreasen GF, Lakes RS. Thermomechanical study of Ni-Ti alloys. J Biomed Mater Res 1988; 22:573-88.

80. Yoneyama T, Doi H, Hamanaka H, Okamoto Y, Mogi M, Miura F. Superelasticidade e comportamento térmico de fios ortodônticos de liga de Ni-Ti. Dent Mater J 1992; 11:1-10.

81. Biermann MC, Berzins DW, Bradley TG. Análise térmica de fios ortodônticos de cobre-níquel-titânio como recebidos e clinicamente recuperados. Angle Orthod 2007; 77:499-503.

82. Spini TS, Valarelli FP, Cançado RH, Freitas KMS, Villarinho DJ. Faixa de temperatura de transição de fios de níquel-titânio ativados termicamente. J Appl Oral Sci 2014; 22:109-17.

83. Brantley WA, Iijima M, Grentzer TH. Estudo DSC com modulação de temperatura das transformações de fase em fios ortodônticos de Ni-Ti. Thermochim Ata 2002;392- 393:329-37.

84. Brantley WA, Iijima M, Grentzer TH. O DSC com modulação de temperatura fornece novas informações sobre as transformações do fio de níquel-titânio. Am J Orthod Dentofac Orthop 2003;124: 387-94.

85. Chen R, Zhi YF, Arvystas MG. Fio de liga de NiTi chinês avançado e observações clínicas. Angle Orthod 1992; 62:59-66.

86. Pun DK, Berzins DW. Corrosion behavior of shape memory, superelastic, and non- superelastic nickel-titanium-based orthodontic wires at various temperatures. Dent Mater 2008; 24:221-7.

87. Katic V, Curkovic HO, Semenski D, Barsic G, Marusic K, Spalj S. Influência da camada superficial nas propriedades mecânicas e de corrosão dos fios ortodônticos de níquel-titânio. Angle Orthod 2014; 84:1041-8.

88. Pakshir M, Bagheri T, Kazemi MR. Avaliação in vitro do comportamento eletroquímico de fios ortodônticos de aço inoxidável e Ni-Ti a diferentes temperaturas. Eur J Orthod 2013; 35:407-13

89. O'Dywer L, Littlewood SJ, Rahman S, Spencer RJ, Barber SK, Russell JS. Um estudo controlado randomizado multicêntrico para comparar um braquete autoligado com um braquete convencional numa população do Reino Unido: Parte 1: eficiência do tratamento. Angle Orthod 2016; 86:142-8.

90. Zhou Q, Ul Haq AA, Tian L, Chen X, Huang K, Zhou Y. Retração de caninos e perda de ancoragem autoligável versus braquetes convencionais: uma revisão sistemática e meta-análise. BMC Oral Health 2015; 15:136.

91. Pandis N, Polychronopoulou A, Eliades T. Taxa de insucesso de brackets autoligáveis e edgewise colados com condicionamento ácido convencional e um primário autocondicionante: um estudo prospetivo in vivo. Angle Orthod 2006; 76:119-22.

92. Miles PG, Weyant RJ, Rustveld L. Um ensaio clínico de Damon 2 vs brackets gémeos convencionais durante o alinhamento inicial. Angle Orthod 2006; 76:480-5.

93. Soldanova M, Leseticky O, Komarkova L, Dostalova T, Smutny V, Spidlen M. Eficácia do tratamento de pacientes adultos com a técnica do fio reto e o aparelho lingual bidimensional. Eur J Orthod 2012; 34:674-80.

94. Khattab TZ, Hajeer MY, Farah H, Al-Sabbagh R. Alterações na arcada dentária maxilar após a fase de nivelamento e alinhamento com aparelhos ortodônticos linguais e labiais: um relatório preliminar de um estudo controlado randomizado. J Contemp Dent Pract2014;15: 561e6.

95. Venkatesh S, Rozario J, Ganeshkar SV, Ajmera S. Avaliação comparativa da perda de ancoragem sagital em aparelhos linguais e labiais durante o fecho do espaço: um estudo piloto. APOS Trends Orthod 2015; 5:33-7.

96. Kurz C, Bennett R. Casos de extração e o aparelho lingual. J Am Ling Orthod Assoc 1988; 3:10-3.

97. Caniklioglu C, Ozteeurk Y. Desconforto do paciente: uma comparação entre aparelhos fixos linguais e labiais. Angle Orthod 2005; 75:86-91.

98. Shalish M, Cooper-Kazaz R, Ivgi I, Canetti L, Tsur B, Bachar E, et al. Adaptabilidade dos pacientes adultos aos aparelhos ortodônticos. Parte I: uma comparação entre Labial, Lingual e Invisalign. Eur J Orthod 2012; 34:724-30.

99. Khattab TZ, Farah H, Al-Sabbagh R, Hajeer MY, Hajhamed Y. Desempenho da fala e deficiências orais com aparelhos ortodônticos linguais e labiais na primeira fase do tratamento fixo. Angle Orthod 2013; 83:519-26. Braquetes ortodônticos 95

100. van der Veen MH, Attin R, Schwestka-Polly R, Wiechmann D. Caries outcomes after orthodontic treatment with fixed appliances: do lingual brackets make a difference? Eur J Oral Sci 2010; 118:298-303.

101. Britse A, Lagerlof F. The diluting effect of saliva on the sucrose concentration in different parts of the human mouth after a mouth-rinse with sucrose. Arch Oral Biol 1987;32: 755-6.

102. Pandis N, Fleming PS, Hopewell S, Altman DG. A declaração CONSORT:

aplicação dentro e adaptações para ensaios ortodônticos. Am J Orthod Dentofac Orthop 2015;147: 663-79

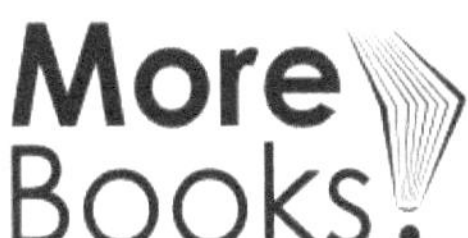

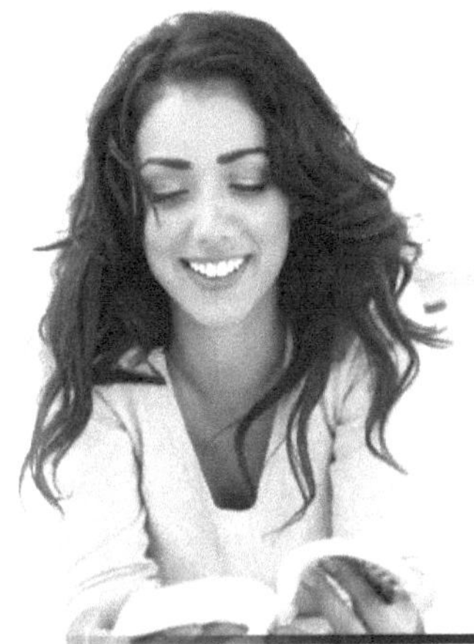

I want morebooks!

Buy your books fast and straightforward online - at one of world's fastest growing online book stores! Environmentally sound due to Print-on-Demand technologies.

Buy your books online at
www.morebooks.shop

Compre os seus livros mais rápido e diretamente na internet, em uma das livrarias on-line com o maior crescimento no mundo! Produção que protege o meio ambiente através das tecnologias de impressão sob demanda.

Compre os seus livros on-line em
www.morebooks.shop

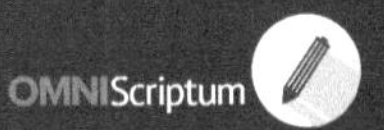

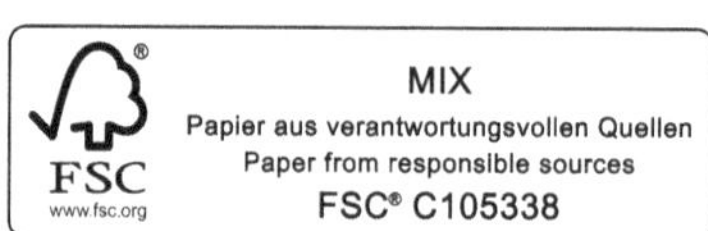

Printed by Books on Demand GmbH, Norderstedt / Germany